传统养生书系

阴阳寒热

养生智慧

主编　张 勋　张湖德　王铁民

中国科学技术出版社
CHINA SCIENCE AND TECHNOLOGY PRESS
北京

图书在版编目（CIP）数据

阴阳寒热养生智慧 / 张勋，张湖德，王铁民主编 . —北京：中国科学技
术出版社，2018.1

ISBN 978-7-5046-7674-0

Ⅰ . ①阴… Ⅱ . ①张… ②张… ③王… Ⅲ . ①阴阳（中医）—基本知识
②养生（中医）—基本知识 Ⅳ . ① R226 ② R212

中国版本图书馆 CIP 数据核字（2017）第 226390 号

策划编辑	焦健姿　王久红
责任编辑	黄维佳
装帧设计	华图文轩
责任校对	龚利霞
责任印制	马宇晨

出　　版	中国科学技术出版社
发　　行	科学普及出版社发行部
地　　址	北京市海淀区中关村南大街 16 号
邮　　编	100081
发行电话	010-62103130
传　　真	010-62179148
网　　址	http：//www.cspbooks.com.cn

开　　本	720mm×1000mm　1/16
字　　数	184 千字
印　　张	10.5
版、印次	2018 年 1 月第 1 版第 1 次印刷
印刷公司	北京威远印刷有限公司
书　　号	ISBN 978-7-5046-7674-0 / R·2109
定　　价	29.50 元

编著者名单

主　编　　张　勋　张湖德　王铁民
副主编　　张　滨　杨凤玲　张　煜
编　者　　高延培　张　华　宋一川　任晓燕

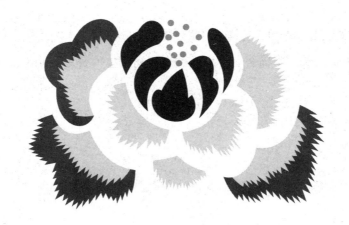

❧ 主编简介 ❧

张　勋　云南红河人，毕业于北京中医药大学，现为中国著名中医药学家、医学大师。深得当代国医大师王锦之、严正华赏识，对中药的道地性和推广中药的使用率做出了巨大贡献，收获颇丰，曾先后出版《吃出健康肾脏》等著作十余部。

张湖德　山东人，毕业于北京中医药大学，现为中央人民广播电台医学顾问，解放军卫生音像出版社特聘专家与顾问，中国老年营养与食品健康专业常委会顾问，医学科普作家，曾在中国50多家出版社出版过200余部著作，在100多种报纸上发表过5000多篇文章，代表著作有《中国养生宝典》《黄帝内经饮食养生宝典》等。

王铁民　山东青州人，毕业于山东中医药大学，医学博士，主任医师，现任青岛静安医院院长，中国著名中西医结合胃病专家，曾出版30多部著作。

❦ 内容提要 ❧

　　本书为"传统养生书系"的一个分册，由十余位养生专家共同精心编写。编者在中医阴阳寒热理论的基础上，讲解不同体质人群不同的养生方式，介绍使身体阴阳平衡、寒热进退的调养方法，指导读者春夏养阳、秋冬养阴，用温凉寒热不同属性的食物调节身体达到平衡。在养生经铺天盖地的今天，本书将为您展示更加个性化的中医传统养生理念，帮助您进一步了解自身体质，找到真正适合自己的养生保健方式。

　　本书既有理论阐述，又有传统方法和临床实践经验，深入浅出，适合读者反复研读。

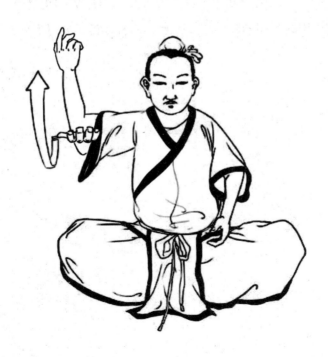

❧ 前 言 ❧

　　"阴阳"与"寒热"是人们说得较多和听得较多的两个中医学名词，对于中医专业人员和喜爱中医的人，终身离不了这 4 个字。因此，很有必要搞懂阴阳与寒热的含义和在人们生活中的实际运用，尤其是它们与养生保健的关系。当然，这个任务就责无旁贷地落在了我这个在北京中医药大学从事教育 30 多年的专家身上。出版社说，你搞过《内经》教育，对中医基础理论很有研究，你又长期从事中医养生的研究，是养生专家，这本书由你写最为合适。有鉴于此，我就当仁不让了，尽管我在大学里天天讲阴阳寒热，但怎么把二者巧妙地运用到日常生活与养生保健活动中，并不是一件很轻松的事，需要认真努力刻苦钻研。我坚定地相信，本书的出版，一定会引起广大群众的关注。同样坚定地相信，本书会帮助读者运用中医阴阳寒热的理论把自己的身体健康搞得更好。

张湖德

目 录

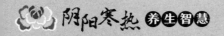

第 3 章 常见五脏阴阳虚证

第 4 章 不同体质的养生

第 5 章　春夏养阳，秋冬养阴

第 6 章　饮食分阴阳

第1章

疾病的发生在于阴阳失调

◆ 一阴一阳谓之道

◆ 医道虽繁，阴阳而已

◆ 生之本，本于阴阳

◆ 更胜与平秘

◆ 阳虚与阴虚、阳盛与阴盛

◆ 调和阴阳、阴阳并重

◆ 阴阳是把握疾病的总纲

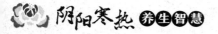
一、一阴一阳谓之道

　　阴阳，是中国古代哲学的一对范畴。阴阳的最初含义是很朴素的，是指日光的向背，向日为阳，背日为阴，后来引申为气候的寒暖，方位的上下、左右、内外，运动状态的动、静等。古代哲学家看到一切事物或现象都有正反两个方面，就用阴阳来阐释自然界两种对立和相互消长的物质势力或事物的两个方面，并认为阴阳的对立和消长是事物本身所固有的。如《老子道德经·四十二章》说"万物负阴而抱阳，冲气以为和"，进而认为阴阳的对立和消长是宇宙自然界的基本规律。如《易传·系辞上》说："一阴一阳谓之道。"所谓"万物负阴而抱阳"，就是说事物都有背阴向阳正反两个方面。所谓"道"，即是指规律。

　　阴和阳代表着相互对立又相互关联的事物属性。一般地说，凡是剧烈运动的、外向的、上升的、温热的、明亮的，都属于阳；相对静止的、内守的、下降的、寒冷的、晦暗的，都属于阴。如以天地而言，则"天为阳，地为阴"，由于天气轻清故属阳，地气重浊故属阴；对于水火而言，则"水为阴，火为阳"，由于水性寒而润下故属阴，火性热而炎上故属阳；以动静而言，则"静者为阴，动者为阳"，由于阴主静，故相对静止的事物属阴，阳主动，故剧烈运动的事物属阳；对于物质的运动变化而言，则"阳化气，阴成形"，即是指当某一物质出现蒸腾气化的运动状态时则属阳的功能，出现凝聚成形的运动状态时则属阴的功能。阴和阳的相对属性引入医学领域，即将对于人体具有推动、温煦、兴奋等作用的物质和功能，统属于阳；对于人体具有凝聚、滋润、抑制等作用的物质和功能，统属于阴。

二、医道虽繁，阴阳而已

《内经·阴阳应象大论》开宗明义地说："阴阳者，天地之道也。万物之纲纪，变化之父母，生杀之本始，神明之府也。治病必求于本。"它认为，阴阳是自然界运动发展的根本规律，万类生物生成变化的总纲领、生命一切变化的根源、生死转化的本质和动力，也是人的精神、认识活动产生的府宅。治病一定要探求这个根本，从根本着手。

天地万物是不断变化发展、生长消亡的。人一样有生老病死。什么引起这些变化发展呢？就是阴阳。"治病必求于本"，就是求阴阳这个本。所以诊断则"察色按脉，先别阴阳"。治疗则"察阴阳所在而调之，以平为期"。用针则"从阴引阳，从阳引阴"；用药则"辛甘发散为阳，酸苦涌泄为阴"；卫外预防则"从阴阳则生，逆之则死"。所以阴阳像一根红线一样，贯穿于中医学的生理病理诊断治疗和预防中，成为中医理论体系的核心。因此，掌握阴阳这个根本的变化规律，是中医临床上必须首先解决的根本问题。所以说"凡人之病不外乎阴阳。……良医之救人，不过辨此阴阳而已。庸医之杀人，不过错认此阴阳而已"。张景岳说："医道虽繁，而可以一言蔽之者，曰阴阳而已。"

因此，只有掌握中医阴阳学说，才能掌握中医学，才能在中医学基本理论的指导下，保证疗效和提高疗效，不致阴阳颠倒，误人生命。

阴概指阴精，阳概指阳气，阴阳两个方面既对立又统一，维持动态的相对平衡，以保证人体生命活动的正常进行。如果阴阳动态平衡失调就会引起疾病。所以《生气通天论》说："阴平阳秘，精神乃治，阴阳离决，精气乃绝。"各种疾病的发生都可以归结为阴阳的偏盛偏衰。阴阳的偏盛偏衰主要有 2 种情况：

（1）阴阳偏盛，《素问·阴阳应象大论》说："阴胜则阳病，阳胜则阴病，阳胜则热，阴胜则寒。"阳盛则热，指感受风、暑、热、燥等，气粗、烦躁、口干等热性痛症。这类属阳的热性病变，常使阴精津液受到损耗，而导致阴虚的病变，所以说"阳盛则阴病"。阴盛则寒，指感受寒、湿等，或阴气偏盛，功能衰退而生的虚寒、厥逆、痰饮、水气等寒性病症。这类属阴的寒性病变，常使阳气受到损耗，而导致阳气虚的病变，所以说："阴胜则阳病"。

（2）阴阳偏衰，常由于素体虚弱，或因大病、久病使阴阳损耗所致。阳虚则火衰，失于温煦，阳不制阴，阴寒内盛而表现倦怠无力，少气懒言，畏寒肢冷、自汗，面色淡白，小便清长，大便稀溏，舌质淡嫩，脉虚大或微细等症。阴虚则水亏，失于濡养，阴不制阳，火热内生，而表现低热，手足心热，午后潮热，消瘦，盗汗，面色潮红，口燥咽干，急躁易怒，尿短赤，舌质红、无苔或少苔，脉细数无力等症。由于阴阳互根，阳无阴不生，阴无阳不长，所以在疾病发展过程中，阳虚或阴虚又常相互影响。先病阳虚，因阳气虚弱，致使精的生成不足，而使阴也渐虚，此即阳损及阴；先病阴虚，因阴精亏损，致使阳气的化生乏源，而使阳也渐虚，此即阴损及阳。到了疾病的危重阶段，阴精和阳气虚极，由于阴竭阳脱，阴阳不能互相维系，则会导致亡阴、亡阳的发生。

阴阳失调除了着重指人体本身阴精及阳气的病理变化外，在认识及分析疾病时，还用阴阳的概念来概括前述的表里、升降、寒热、虚实等内容，如病机属表、升、热、实者为阳；属里、降、寒、虚者为阴。在疾病发展过程中，病位表里的内入外出，病性寒热的相互转化，病势虚实的消长盛衰，无不体现了阴阳两方面的转化与演变。就一般而言，疾病由阳转阴是病机的逆变，常提示疾病的进展与恶化；由阴转阳则为病机的顺变，反映病情由重转轻，有向愈之机。在综合病象、分析证候的基础上，运用阴阳理论加以归纳说明，有助于加深对疾病的认识，因此，以阴阳为总纲的病理变化，是中医病机学的主要内容。正因为如此，《景岳全书·传忠录·阴阳篇》说："医道虽繁，而可以一言蔽之者，曰阴阳而已。"

中医治疗十法表

五行	五脏	五时	五气	五化	五动	治疗十法
水	肾	冬	寒	藏	沉	下消
火	心	夏	暑	长	浮	清吐
木	肝	春	风	生	升	汗温
金	肺	秋	燥	收	降	涩吐
土	肾	长夏	湿	化	平	和补

三、生之本，本于阴阳

《素问·生气通天论》："夫自古通天者，生之本，本于阴阳。"这是说，生命的根本，就是阴阳，这是自古以来就和自然界相通的。

阳气，即生命功能。它是生命的主要标志，阴精靠它宣化。

阴精，即生命物质，它是生命的物质基础，阳气即从此出。

中医学认为，阳气是主导的。《内经·生气通天论》："阳气者，若天与日，失其所则折寿而不彰，故天运当以日光明。是故阳因而上，卫外者也。"

这是说，机体内阳气好比太阳一样重要。如果没有太阳，万物就不能生存。如果人体内阳气失常就会夭折寿命。所以太阳系要有太阳，才能显耀光明。机体也要有阳气向上向外，起着保卫全身的作用。

阳气之所以重要，根据中医理论如下。

（1）靠阳气促进新陈代谢、血液循环、呼吸功能等。

（2）靠阳气以宣化精微（消化吸收，把外界物质气化成为人体所能吸收的精微物质）。

（3）靠阳气以温养全身（保持人体正常体温，并据中医理论温煦真元之火，使全身系统好像走马灯一样，围绕着这中间的真火，不断运转）。

（4）靠阳气以卫抗外邪（形成机体正常的抵抗力，抵抗外界致病因子的侵袭和适应外界的环境）。

阳气不足，人体就不能保持正常的体温和正常的生活功能，是谓"阳虚阴凝"，生命就会衰亡下去。由阳虚至于阳脱阳亡，就引致死亡了。

但若阴气太盛，化气太过，即异化过程分解过甚，必使生命物质过干消耗，是为"阳亢伤阴"。则阴精耗损，最后可致生命死亡，是谓"阳强不能密，阴气乃绝"。

另一方面，中医学又认为，阴精是基础。阴精包括精、血、津、液，其中包括体液、内分泌、消化液等及营养物质的精微。这是经营新陈代谢的承担者，气化的物质

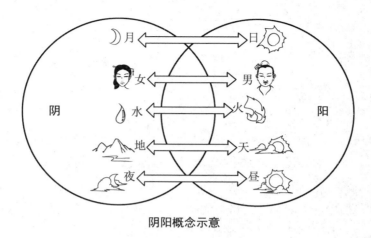

阴阳概念示意

基础。没有物质基础，没有营养物质，一切生命功能都是不可想象的。

因此，中医学认为，机体内部的阴精和阳气，是生命本质自身中的矛盾，两个对立面间是不断斗争的，又是统一的。

互为消长。阳气与阴精，互相争胜。一方无论太过或不及，均可致另一方受损。"阳损及阴，阴损及阳"。故阴阳又互相制约。互相依存，互相转化。"阳生于阴，阴生于阳，"阳气化为阴精，阴精又化为阳气。否则"孤阳不生，独阴不长"；"无阴则阳无以生，无阳则阴无以化"。是谓"阴阳互根"。

四、更胜与平秘

中医学认为，生命之本质——阴阳的对立统一，决定生命之发展，即生老病死的规律。老、病、死是阴阳偏胜、失调以致离决（分离决裂）的结果。

阳气与阴精，化气与成形，是互相更迭为胜的，此消彼长，彼消此长，故称为"阴阳更胜"。最终阳化为阴，生变为死，这是不可抵抗的自然规律。所以斗争是绝对的。但正常机体能有自然的调节，得到相对的平衡，所以统一是相对的。这是一种动态平衡，但"阴阳更胜"是绝对的，一旦抵抗力降低，不能抵抗外界致病因子的侵袭，就会形成更胜之变，即"阴阳偏胜"，也就是病了。"阳胜则身热，……阴胜则身寒，……此阴阳更胜之变，病之形能也"。

所以《内经》说："阴平阳秘，精神乃治，阴阳离决，精气乃绝。"

"阴平阳秘"，是一要平衡，二要固秘。

中医学从临床出发，就要求机体经常处于"阴平阳秘"的状态。不平则"调之使其平"，不和则"理之使其和"。

阴阳学说用于中医学可以说明人体的生理功能。人体的生理功能，脏腑的生理活动，可用阴阳双方保持协调统一关系来说明。

（1）功能与物质之间，功能属阳，物质属阴，阴与阳对立统一，协调平衡。

（2）气和血都是组成人体和维持人体生命活动的基本物质，但相对而言，气属于阳，血属于阴，气血阴阳，相互协调，维持着正常的生命活动。

（3）功能与功能之间，如兴奋属阳，抑制属阴，兴奋与抑制相互协调，相互制约。

因此，人体的功能与物质、功能与功能、物质与物质之间，均由于阴阳的对立统一而保持着协调平衡。

五、阳虚与阴虚、阳盛与阴盛

中医学诊断治疗的基本原则是辨证论治，又称"辨证施治"，即从疾病各种主要症状中辨认疾病的本质，并以此为根据讨论治疗方法，从而给予医治。

这是一个从现象到本质的认识过程，从发现矛盾到解决矛盾的过程。

《素问·阴阳应象大论》："善诊者，察色按脉，先别阴阳。"

《素问·至真要大论》："谨察阴阳所在而调之，以平为期。"

中医学认为，人从健康到生病的机转，就是在"阴阳更胜"的基础上，从"阴阳匀平"转到"阴阳偏胜"。

中医学认为，人体内阴阳是互相更迭为胜的（"阴阳更胜"），但机体能作自然的调节，使之平衡。《内经·调经论》说："阴阳匀平，以充其形，九候若一，命曰平人。"因受寒、疲劳等原因，降低了机体抵抗力，病邪乘虚而入，以致"阴阳偏胜"，这就是病了，所以不管病情千变万化，本质仍是阴阳偏胜。

《素问》曰："阳虚则外寒，阴虚则内热，阳盛则外热，阴盛则内寒。"

中医诊断就是辨明 4 种类型：阴虚、阳虚、阳盛、阴盛。

阳盛，即"阳盛则热"，是为阳证；阴盛，即"阴盛则热"是为阴证。热与寒的区分其主要标志为口渴与不渴，烦躁与不烦躁，溺短赤便燥结或溺清长便溏泄，四肢温热或厥冷，脉数或迟，把这些现象联系起来，就可得到对疾病本质的认识，若属前者，就是功能之亢进，是为热证，阳证。若属后者，就是功能之衰退状态，是为寒证，阴证。阳虚不能制阴，故"阳虚则外寒"出现恶寒蜷卧，身寒肢冷，自汗脉微，精神怠倦，舌质淡白，脉大无力等。阴虚是阴精不足。即合成的营养物质缺乏，阴虚不能潜阳。故"阴虚则内热"，出现潮热盗汗，烦躁失眠，口干咽燥，舌色红绛，脉细数等。

举肾虚为例。中医说的五脏是一系列的物质结构和功能系统。肾包括脑垂体、肾上腺、性腺、各种内分泌及肾脏在内主管生长发育、生殖及泌尿的功能系统。

肾虚的主症是腰酸、肢软、发脱、齿摇、尺脉弱。肾阳虚则兼畏寒、水肿、舌胖而润、脉沉迟等。肾阴虚则兼五心烦热、舌红苔少、脉细数等。

问：什么是"九候若一，命曰平人"？

答：九候，即三部九候之脉，若一，指脉象一致。平人，指正常健康的人，如果人体三部九候的脉象也表现一致，则称为正常人。

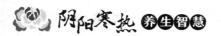

六、调和阴阳、阴阳并重

人体能保持健康的身体，从阴阳的概念来说，应该保持其相对的平衡；而病后的康复，亦应当恢复阴阳的平衡。《素问·至真要大论》说："谨察阴阳所在而调之，以平为期。"就是说在医疗实践中要仔细观察阴阳失调的病位而进行调治，就可以达到恢复平衡的目的。人的生理功能虽很复杂，但正常的生理现象，都可用"阴阳调和"来概括，疾病机制虽然错综多变，但都可用"阴阳失调"来概括，故而调和阴阳，可以作为养生、康复医疗的总则。然而对阴阳的调和，不能有所偏颇，应视具体情况而调之，不能先有成见，而重视阴阳的某一方，所以阴阳必须并重。

调和阴阳的方法用在养生方面，应重在维护阴阳的平衡。常用的如四季衣服的增减，大热则衣薄，大寒则衣厚，从而保持了内外阴阳的平衡；又如饮食的秋冬多温暖，春夏多清凉，从而调和了体内阴阳的平衡；又如起居有春夏的夜卧早起，秋季的早卧早起，冬日的早卧晚起；更有情志的调节。《素问·阴阳应象大论》和《素问·疏五过论》，均提到"暴喜伤阳""暴怒伤阴"。说明喜怒不节，有伤阴阳之和，故若控制喜怒，亦是调和阴阳之方法。

广义的调和阴阳，如保持人体与自然界内外环境的平衡，形体与精神的调摄，动与静的适度，劳与逸的结合等。又如药物调治中的疏表清里，补虚泻实，温寒清热，调补气血和调节脏腑功能等都可属调和阴阳的范畴，因内与外，形与神，动与静，劳与逸，以及表里、虚实、寒热等，都有其阴阳的相对性。

至于狭义的调和阴阳，是指脏腑的阴与阳，如心阴心阳、肾阴肾阳等，还有脏腑的功能活动与营养物质的关系，功能活动属阳，营养物质为阴。脏腑阴阳的失调，常有标本虚实的不同。故调和阴阳的方法亦有区别，通常应用的有以下几种。

养阴潜阳法：适用于阴虚阳亢证，此阳亢是由阴虚而致者，故治法以养阴为主以治其本。

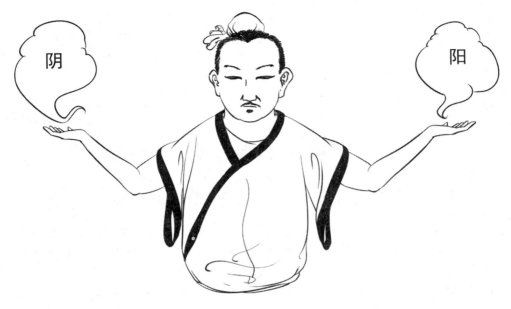

阴阳平衡是健康的基础

扶阳制阴法：适用于阳虚阴盛证，此阴盛是由阳虚而致者，治法则以扶阳为主以治其本。以上两法，主要适用于本虚标实证。

祛阴复阳法：适用于阴盛而致的阳虚证，此阳虚是由阴邪盛而致，并非阳之本虚。治法以祛阴邪为主，阴邪散而阳气自复。

抑阳存阴法：适用于阳盛而致阴虚证，此阴虚由于阳盛所致，非阴之本虚。故治法以抑阳为主，阳抑则阴自存。与仲景"急下存阴"之意相似。此二法不助阳，不扶阴而阴阳自复，均系治病求本之法。

还有阴阳并补法适用于阴损及阳，或阳损及阴而致阴阳两虚者。

以上调和阴阳五法，都是在阴阳平衡观点指导下立法的，不但适用于药物的康复医疗，同样也适用于针灸、推拿、气功、食疗等。

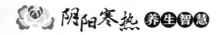

七、阴阳是把握疾病的总纲

1. 表证与里证

《医学心悟》说"病有总要，寒、热、虚、实、表、里、阴、阳八字而已"。中医用表里辨别病位的深浅，寒热辨别病证的性质，虚实辨别邪正的盛衰，阴阳则为统摄其他六纲的总纲。表、热、实属阳，里、寒、虚属阴。

表和里代表着病邪的位置。表指的是离体表较近的部位，而里指的是身体的内部。

表证，是病位浅在皮肤、肌肉、经络的证候，一般是指六邪从皮毛、口鼻侵入人体而引起外感病的初起阶段，具有起病急、病程短的特点。主要表现是：以发热、恶寒、舌苔薄白、脉浮为主，常兼见鼻塞、咳嗽、头痛、四肢酸痛，其中发热、恶寒、脉浮是表证的特征，可见于上呼吸道感染及流感、麻疹、流脑等疾病的早期。

里证，是指病邪累及脏腑。此时已无恶寒，而出现高热或潮热、神昏、烦躁、口渴、腹胀或腹痛、大便泄泻或秘结、小便短赤或不利、舌苔黄、脉沉数等。另外如肝病的眩晕、胸胁痛；心病的心悸、怔忡；脾病的腹胀，腹泻等都是里证。

表　证													里　证											
表热（外感热邪）	热重寒轻	有汗	咽痛	咳嗽气促	舌尖红苔薄白黄	治疗：辛凉解表	表寒（外感寒邪）	寒舌热轻	头痛无汗	关节酸痛	舌苔白	治疗：辛温解表	里热	口燥渴喜冷饮	面红身热	烦躁多寒	便结赤	舌红苔黄	里寒	口不渴喜热饮	面色苍白寒舌热轻	静而少寒	形寒肢寒	尿清便瘦	治疗：温阳散寒

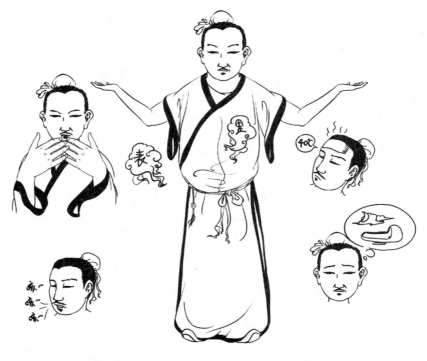

表征与里证

2．寒证与热证

寒、热是指疾病的性质。中医说"阳盛则热，阴盛则寒"，辨明寒热，实际上就是辨别阴阳的盛衰，辨明寒证、热证，是确定用温热药还是寒凉药的依据。

寒证，凡由寒邪引起或因阳气不足所产生的功能减退，阴气偏胜的症状，是为寒证。寒证，是外感阴寒之邪，或久病引起阳气耗伤，阴邪内盛所表现的证候。

寒证者恶寒喜暖，不发热，口淡不渴，腹痛喜按，面色苍白，肢冷蜷卧，大便溏泻，小便清长，舌淡苔白而润滑，脉沉迟无力。

寒　证							热　证							
恶寒不发热	口淡不渴	面色苍白	腹痛喜按	大便溏泻	小便清长	四肢厥冷	治疗：温以祛寒	高热多汗	口渴、喜冷饮	腹痛拒按	小便短赤、灼痛	大便秘结	咳嗽痰黄	舌红苔黄	烦躁	治疗：清热泻火

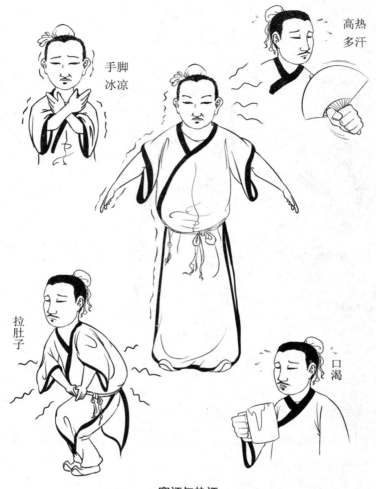

高热
多汗

手脚
冰凉

拉肚子

口渴

寒证与热证

　　热证，凡由热邪引起，或因其他病理变化所产生的功能亢奋，阳气过盛的症状，是为热证。热证多由外感火热之邪或因七情过激、饮食不节、积蓄为热所致。热证者有高热、烦躁谵语、多汗、口渴喜冷饮，咳嗽黄痰、气喘、腹痛、小便短赤、灼痛、大便秘结、舌质红、苔黄而干燥、脉数等症状。

寒证与热证的区别

	寒、热	渴、不渴	面色	四肢	小便	大便	舌苔	脉象
寒证	恶寒喜热	口淡不渴	面白	手足厥冷	小便清长	大便稀溏	舌淡苔白	脉沉迟
热证	恶热喜寒	口渴喜饮	面红	手足烦热	小便短赤	大便燥结	舌红苔黄	脉数滑

虚　证															实　证								
气虚	不思饮食	气短	舌苔白	食后腹胀	倦怠无力	自汗	脱肛	治疗：补气	血虚	头昏心悸	面白唇淡	四肢麻木	指甲无华	治疗：养血	气滞	声高气粗	痰多气促	胸闷胁痛	腹痛便秘	治疗：行气导滞	血瘀	心痛	经期腹痛	治疗：活血化瘀

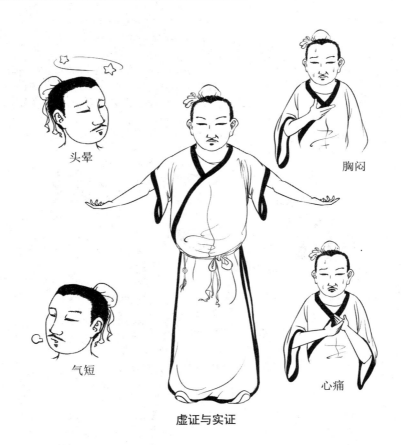

头晕

胸闷

气短

心痛

虚证与实证

3．虚证与实证

虚、实是指正、邪的盛衰。虚指人体正气（抗病能力）虚；实指邪气（致病因素）盛。"正气"与"邪气"的虚实消长，是互相联系的，如正气充足，就能驱除邪气，邪气过盛，也会消耗正气。所以虚证与实证的互相消长，取决于正气与邪气力量的强弱。辨别虚实，是临床治疗采用扶正或祛邪的依据。

虚证，指人体内正气，也就是抗病的能力虚，多发生于重病、久病之后，身

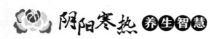

体虚弱，正气不足，如面色苍白、少气懒言、消瘦乏力、食少自汗、精神不振、动则心悸、舌淡无苔、脉细弱无力等，可见于各种慢性疾病。

实证，指邪气，也就是致病因素强大。多发生于疾病新起，病势较凶。由于病邪过盛，机体功能及代谢亢进，表现为：形体壮实，精神兴奋，声高气粗，胸腹胀满，疼痛拒按，或肿块积聚，大便秘结，舌苔较厚，脉搏有力等。

阴 证										阳 证									
不渴喜热饮	面色苍白晦暗	倦怠无力	小便清长	大便清薄	气短懒言	四肢不温	治疗			口渴喜冷饮	身热面赤	烦躁不安	小便赤短	大便秘结	呼吸气短	骨节酸痛	恶寒发热	治疗	
							散寒	补虚	清里									清热	泻下	解表

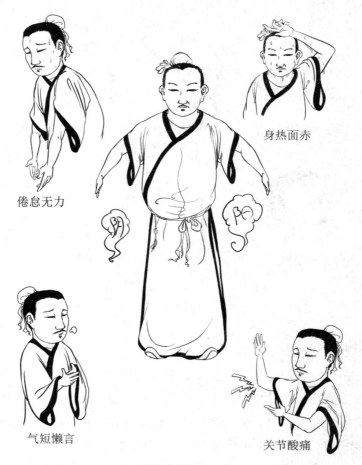

身热面赤

倦怠无力

气短懒言

关节酸痛

阴证与阳证

4．阴证与阳证

阴阳是个总纲，里证、寒证、虚证归于阴证，表证、热证、实证归于阳证。同时也包括人体阴液亏损（阴虚）和阳气不足（阳虚）的证候。临床应用八纲辨证的一般顺序：首先辨别表、里——找出病变部位；然后辨别寒、热、虚、实——分清病变性质和正邪盛衰，最后再分以阴、阳加以总结。

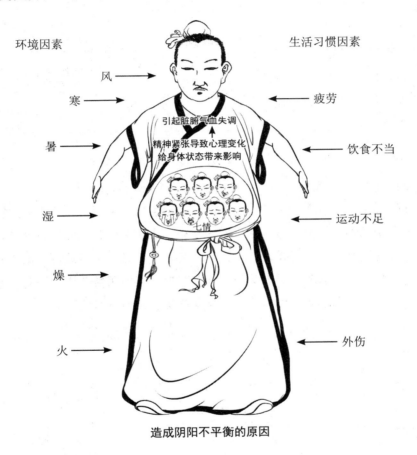

造成阴阳不平衡的原因

阴证，指体内阳气衰虚和寒邪凝滞的病变和征象，即虚、寒证表现。

症状主要是精神萎靡、面色苍白、晦暗、四肢不温、卧喜蜷缩，气短懒言、语声低微、喜静、不渴或喜热饮、腹痛喜按、大便稀溏、小便清长、舌质淡嫩、舌苔润滑、脉象多沉迟细弱。

在治疗上由于阴证包括寒证、虚证、里证，在治疗上分别应用散寒、补虚、和里的药物。

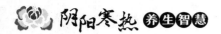

阳证，指体内热邪壅盛，阳气亢盛的病变和征象，即实、热证表现。

主要是精神亢奋，面色发红，身热肢温，卧喜伸展，气粗多言，语声洪亮喜动、口渴喜冷饮，腹痛拒按，大便干结，小便短赤，舌质红绛，舌苔黄燥，脉象多洪数有力。

在治疗上，由于阳证包括热证、实证和表证，分别应用清热、泻下、解表等药物。

阴虚与阳虚的区别

阴虚	午后潮热、两颧发赤、手足心热、心烦失眠、盗汗、咽干口燥、尿短黄、大便干燥（交感神经功能偏亢表现）	舌红少苔	脉细数
阳虚	形寒肢冷、面色暗淡、神疲乏力、自汗、口不渴、尿清长、大便溏泻	舌淡苔白	脉弱

问：什么是解表？

答：是以发汗药物使病患发汗，解除病邪的方法。中医汗法有解热、透疹、消水肿、祛风湿等作用，常用于外感表证及表证之痛肿、麻疹、水肿初期、惟过度发汗易使津液消耗，甚时易引起虚脱，宜限于初期使用，犹如病患虚弱又须发汗解表时，须并用益气滋阴等药。解表剂有辛温解表（如香苏散）及辛凉解表（如银翘散）之分。

第 2 章
中医寒与热

◆ "寒"与"火"

◆ 寒从中生

◆ 火热内生

◆ 寒热进退

◆ 常用温阳祛寒的中药

◆ 常用清热泻火的中药

一、"寒"与"火"

寒的概念：寒气为冬季的主气。在气温较低的冬季，或由于气温骤降、人体不注意防寒保暖，都极易感受寒邪。此外，淋雨涉水，汗出当风，或贪凉饮冷，也常为感受寒邪之重要原因。寒病有外寒与内寒之分。外寒指外感寒邪。寒邪伤于肌表，称为"伤寒"；寒邪直中脏腑，称为"中寒"。内寒是机体阳气不足、功能衰退的病理变化。外寒、内寒虽有区别，但两者又有联系，常相互影响。阳虚内寒之体，容易感受外寒；而外来寒邪侵袭机体，积久不散，则又能损伤人体阳气，导致内寒发生。

寒邪的性质和致病特点：中医病因学用自然界寒冷、冰冻、凝结的现象，来比拟人体感受寒邪后所出现的一系列病理反应和证候，所以，寒为阴邪，收引而凝滞，易伤阳气，其性质与致病特点如下：

（1）寒为阴邪，易伤阳气：寒为阴气盛的表现，故其性属阴，即所谓"阴盛则寒"。阳气本可以制阴，但阴寒偏盛，则阳气不仅不足以驱除阴寒之邪，反为阴寒所侮，故又认为"阴胜则阳病"（《素问·阴阳应象大论》）。所以，感受寒邪，最易损伤人体的阳气。阳气受损，则可出现阳气衰退的寒证。如外寒侵袭肌表，卫阳被遏，就会见到恶寒；

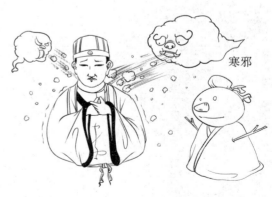

寒邪

寒冷之气侵犯身体

寒邪直中脾胃，脾阳受损，便可见脘腹冷痛、吐泻物清冷等症。

（2）寒性凝滞："凝滞"，即凝结、阻滞不通之意。人身气血津液之所以能运行不息，通畅无阻，全依赖一身阳气的温煦与推动。一旦阴寒之邪偏盛，阳气受损，则气血阻滞不通，不通则痛，故寒邪伤人多见疼痛症状。正如《素问·痹论》所说："痛者，寒气多也，有寒故痛也。"

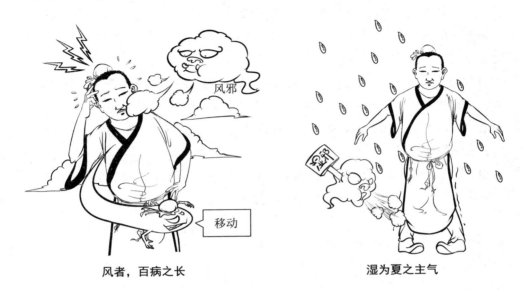

风者，百病之长　　　　　　　　　　湿为夏之主气

火的概念：火（包括温、热）为阳盛之气所化生，故火热可以合称。以病气言，温热多属于外因，如风热、暑热、湿热之类，而火则常由内生，如心火上炎、肝火亢盛、胃火炽盛等。

火热邪气亦有内、外之分。外来火热之邪，除直接感受温热病邪之外，亦可由风、寒、暑、湿、燥等外邪转化而来。其二是体质因素，凡属阳盛之体或阴虚阳亢之体，皆易从阳（从其阳盛或相对阳亢之体质）而化火。

火热邪气的性质和致病特点：中医病因学用自然界中柴火燃烧而出现的火热升腾及红赤明亮现象，来比拟人体感受温热火邪时所出现的一系列病理反应及症候，认为火热病邪有如下性质和致病特点。

（1）火（热）为阳邪，其性炎上：火热为病，临床多见高热、恶热、烦渴、汗出、脉象洪数等症。若火热内攻，上扰神明，轻则烦躁失眠，重则狂躁妄动、神昏谵语。又因其具有升腾炎上之特性，故其致病，

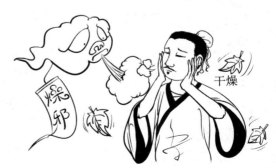

燥为秋之主气

多发于头面、肺脏等人体之上部，如心火上炎，则口舌生疮，牙龈肿痛，目赤肿痛等。

（2）火易耗气伤津：故火邪致病，除有热象外，往往伴有口渴喜饮、咽干舌燥、小便短赤、大便秘结等津伤液耗之症。指阳热亢盛的实火，最能损伤人体的正气，而使气津受损。

（3）火易生风动血：火热之邪侵袭人体，表现为高热、神昏谵语，四肢抽搐、目睛上视、颈项强直、角弓反张等。同时，火热之邪可使血行加速，灼伤脉络，甚则迫血妄行而致各种出血、如吐血、衄血、便血、尿血、皮肤发斑及妇女月经过多、崩漏等病症。

（4）火热易致肿疡：《医宗金鉴·痈疽总论歌》说"痈疽原是火毒生"。临床辨证，即以疮疡局部红肿高凸灼热者，为属阳属火。

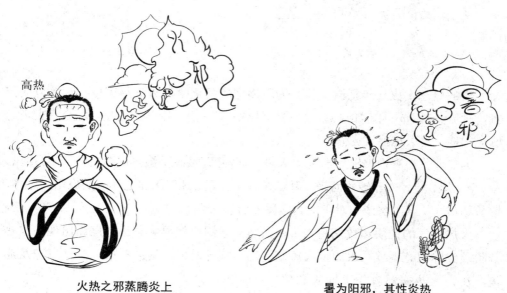

火热之邪蒸腾炎上　　　　　　　暑为阳邪，其性炎热

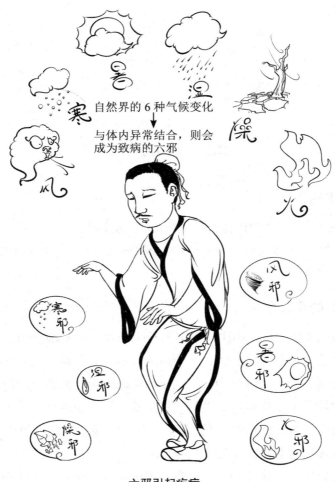

自然界的6种气候变化
↓
与体内异常结合，则会
成为致病的六邪

六邪引起疾病

藏气法时内外相应表

病在	肝	心	脾	肺	肾
愈于	夏	长夏	秋	冬	春
甚于	秋	冬	春	夏	长夏
起于	冬	春	夏	长夏	秋
起于	春	夏	长夏	秋	冬
五脏禁忌	当风	温食、热衣	温邪、濡衣、湿地、饱食	寒衣、寒冷、食饮	热衣、温炙、热食

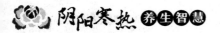

二、寒从中生

寒从中生的含义

寒从中生，是指机体阳气虚衰，温煦气化功能减退，因而导致生理功能活动衰退，虚寒内生，或阳虚阴盛，阴寒之邪弥漫的病理状态。故寒从中生，又称为"虚寒内生"或"内寒"。

寒从中生的病理变化

寒从中生病变的形成，多因阳气虚损、阴寒内盛、机体脏腑组织失于温煦所致。它的产生多与脾肾阳气不足有关。脾为后天之本，为气血生化之源，脾阳能达于四肢肌肉而起温煦作用。肾阳为阳气之根，能温煦全身脏腑组织，并为人体蒸腾气化之源，故脾肾阳气虚衰，则温煦气化失职，最易表现虚寒之象，而其中尤以肾阳虚衰为关键。如《素问·至真要大论》说："诸寒收引，皆属于肾。"

寒从中生病机，主要表现在以下两个方面。

一是阳虚则阴盛，阳虚则内寒自生。机体阳气不足，产热减少，阴寒内生，从而使脏腑组织表现为病理性的功能减退，产生虚寒性的病理反应。呈现畏寒肢冷、面色苍白、蜷卧喜暖、腹泻便溏、舌润不渴等阳热不足之症，其中以畏寒喜暖为基本特征。

二是阳气虚衰，人体水液代谢活动障碍，从而导致阴寒性病理产物的积聚或停滞，如水湿、痰饮之类。多见尿频清长，涕、唾、痰、涎稀薄清冷，或大便泄泻，或发水肿等病症。

此外，不同脏腑的内寒病变，其临床表现也有各不相同的虚症，如心阳虚，则见心胸憋闷或绞痛、面唇青紫等；脾阳虚，则便溏泄泻，肾阳虚，则腰膝冷痛、下利清谷、小便清长、男子阳痿、女子宫寒不孕。

应当指出，阳虚阴盛之寒从中生，与外感寒邪或恣食生冷所引起的寒证，即

"内寒"与"外寒"之间，不仅有所区别，而且还有联系。其区别是"内寒"的临床特点主要是虚而有寒，以虚为主；"外寒"的临床特点则主要是以寒为主，且多与风、湿等邪相兼，或许亦可因寒邪伤阳而兼虚象，但仍以寒为主。两者之间的主要联系是寒邪侵犯人体，必然会损伤机体阳气，最终导致阳虚；而阳气素虚之体，则又因抗御外邪的能力低下，易于外感风寒而致病，或外寒易于直中脏腑，引起内寒而发病。

内寒与外寒的区别

类　别		病因病机	临床表现
外寒	伤寒	外感寒邪，卫阳被束	恶寒，发热，无汗，头身痛，骨节疼痛，脉浮紧
	中寒	寒邪直中于里，伤及脾胃阳气升降失常	脘腹冷痛，呕吐少食，肠鸣腹泻，常伴见恶寒，头身痛
内寒		脾肾阳虚，温煦失职，阴寒内盛，功能衰退，阳气虚衰，气化功能减退或失司，水液代谢失常成障碍	形寒肢冷，畏寒喜暖，倦卧，面色苍白，腹泻便溏，舌润不渴等，或形成阴寒性病理产物，如水肿痰饮，并见涕唾痰涎稀薄清冷、尿频清长等症

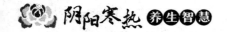

三、火热内生

火热内生，是指由于阳盛有余，或阴虚阳亢，或由于气血郁滞，或由于病邪郁结，因而产生火热内扰，功能亢奋之病理状态。又称"内火"或"内热"。

火热内生，多由于阳气亢盛，气有余便是火；或外邪及痰湿、瘀血等郁久从阳而化火；或精神情志刺激，五志过极从阳而化热化火，或久病精亏血少，阴液大伤，阴虚阳亢而虚热、虚火内生等所致。

火与热同类，均属于阳，故有"火为热之极，热为火之渐"之说。因此，火与热在病机与临床表现上基本是一致的，唯在程度上有所差别，火较甚于热而已。火热内生，其病机主要有如下几方面。

阳气过盛化火

即机体阳盛有余，功能亢奋，转化为火热病变。人身之阳气在正常生理情况下，本有养神柔筋、温煦脏腑组织、促进生理功能活动之作用，中医学称之为"少火"。但在病理情况下，由于阳气过盛，功能亢奋，使阴液等物质的消耗增加，甚至伤阴耗液，因此便失去其正常生理作用，而成为病理损伤之因素，此种病理性的阳气过亢，中医学则称为"壮火"，即"气有余便是火"。此气之有余，即指阳气的亢盛有余而言。

邪郁化火

实际上包括两方面内容，一是外感六淫风、寒、燥、湿等病邪在其病理过程中皆能入里郁滞，并从阳而化热化火，如寒郁化热、湿郁化火等。二是体内的病理性代谢产物（如痰湿、瘀血等）和食积、虫积等，亦均能郁而化火。邪郁化火的主要机制，实质上也是因为这些因素易于导致阳气的郁滞，气郁则生热化火，致使实热内结。

五志过极化火

又称为"五志之火"多指由于精神情志的刺激，影响及机体阴阳、气血和脏腑生理的平衡，导致气机郁结，气郁久则从阳而化热，因而火热内生。如临床常见的情志抑郁不畅，肝失疏泄，则常能导致肝郁气滞，气郁则化火，发为"肝火"病证。

以上几类多属实火为病。

阴虚火旺（此属虚火）

多由于精亏血少，阴液大伤，阴虚则阳亢，使虚热、虚火内生。一般阴虚内热多见全身性的功能虚性亢奋之虚热征象。阴虚火旺，其火热征象则往往多集中于机体的某一部位。如阴虚火旺所引起的牙痛、咽痛、骨蒸、升火颧红等，即为虚火上炎所致。

总之，火热内生的病理不外虚、实两端，实火多源于阳气有余，或邪郁化火，或五志过极化火等。其病势急速，病程亦较短，临床多见壮热面赤、口渴喜冷、小便黄赤、大便秘结，或口舌糜烂生疮，或舌红目赤，甚则神昏、狂躁、舌苔黄燥、脉洪数等症。

虚火多源于精亏血少，阴虚阳亢，虚火上炎所致。其病势一般缓慢，病程较长，其临床多见五心烦热，或骨蒸潮热，午后颧红，失眠盗汗，口燥咽干，眩晕耳鸣，舌红少苔，脉细数等症。

内火（热）与外热的区别

类型	病因病机	临床表现
外感	风热、火热之邪，引发机体阳热过盛功能亢奋	初起发热重，恶寒轻，头痛脉浮，继则壮热、烦渴，脉洪数，常易生风动血
内火（热）	阳气过盛化火，邪郁久从阳而化热、化火，五志过极化火，多属实火	多见面红耳赤，心烦口渴，赤尿，便结，舌红苔黄，脉数等症。详见心、肺、肝、胃等实热证候
	精血亏耗，阳虚阳亢，因而虚热、虚火内生	可见五心烦热，或骨蒸潮热，失眠盗汗，舌嫩红少苔，脉细数，或见虚火上炎之牙痛，咽痛颧红升火等

问：中医通常把感冒分为几种类型？应如何用药？

答：中医把感冒分为四种类型，其用药原理也各不相同。

风寒感冒：主要症状为发热怕冷，头痛，咽喉发痒，周身不适，咳嗽多稀白痰，鼻塞或流清涕，无汗，舌苔薄白，脉浮紧或浮缓，应选用荆防败毒散、通宣理肺丸、麻黄止嗽丸或参苏理肺丸。忌用桑菊感冒片、银翘解毒片、羚翘解毒片、复方感冒灵片等。

风热感冒：症状为恶寒轻，发热重，头胀痛，咽喉肿痛，口微渴，少汗出，咳嗽吐黄痰，舌红赤，苔薄白或微黄，脉浮数。应选用桑菊感冒片、银翘解毒片、羚翘解毒片、维生素C银翘片、复方感冒灵片等。忌用羌活丸、理肺（参苏、通宣）丸等。

表里两感（风寒和风热混合型感冒）：症状为高热，恶寒，头痛眩晕，四肢酸痛，咽喉肿痛，大便干燥，小便发黄，舌红赤，苔薄黄。应选用表里双解、解表治里的药物，如：防风通圣丸（散）、重感片等。注意不宜单用银翘解毒片、强力银翘片、桑菊感冒片或牛黄解毒片等。若属流行性感冒可服用复方大青叶冲剂、感冒冲剂等。

胃肠型感冒与暑热感冒：症状为恶寒发热，热度不高，恶心呕吐，腹痛泻下，或头重头痛，无汗，四肢倦怠，苔白，脉浮。应选用藿香正气水、午时茶、香霍散等。胃肠型感冒者不能选用保和丸、山楂丸、香砂养胃丸等。

四、寒热进退

　　寒和热是机体阴阳消长的具体反应，寒热进退的病机，决定了疾病的性质。《素问·阴阳应象大论》说："阳盛则热，阴盛则寒"，寒是机体的功能活动衰减所导致的病机，感受寒邪及内伤久病，阳气耗伤、阴邪内盛则形成寒的病理变化，因为阳气不能布达，脏腑组织失于温煦而表现恶寒喜暖，口淡不渴，面色苍白，肢冷蜷卧，小便清长，大便稀溏，舌淡苔白而滑润，脉迟或紧等证。热是机体的功能活动亢进所导致的病机，感受火热之邪以及因情志、饮食、劳倦等病因造成火热内郁或阴虚阳亢则会形成热的病理变化，因热邪熏灼及脏腑组织失于阴津濡润，而表现发热喜凉，口渴饮冷，面红耳赤、烦躁不安，小便短赤，大便秘结，舌红苔黄而干燥脉数等证。一般情况下，热可以由于阳胜，亦可以由于阴虚，寒可以由于阴胜，亦可以由于阳衰。应该注意分辨，阳胜之热及阴盛之寒属实，阳虚之寒及阴虚之热属虚。寒热病机，在疾病发展变化过程中，会在一定条件下发生转化。《素问·阴阳应象大论》说："寒极生热，热极生寒。"寒热的转化，取决于邪正双方的力量对比。一般而言，由寒转热，是人体正气充实，阳气亢盛，邪气才能从阳化热，往往较易治疗；如果正不胜邪，阳气衰耗，则会由热证转化成为寒证，往往较难治疗。

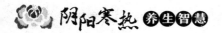

五、常用温阳祛寒的中药

麻黄

麻黄味辛微苦，性温，辛能发散，温可祛寒，善开腠理，透毛窍，有较强的发汗散寒、解除表证作用，善治恶寒发热、头痛无汗的风寒表实重症。

[用量用法] 煎服，1.5～10克。生用发汗力强，蜜炙用可减弱发汗力，故发汗解表宜生用，平喘止咳多炙用。

[使用注意] 体虚多汗之症忌服。

紫苏

紫苏味辛，性温，叶有发表散风寒的作用，可治风寒感冒、恶寒无汗、鼻塞咳嗽等症，其梗有降气作用，可以消除气滞引起的胸腹胀满。

[用量用法] 煎服，5～10克。表散风寒宜用紫苏叶，行气安胎当用紫苏梗。

[使用注意] 本品辛散耗气，气虚或表虚者不宜用。

白芷

白芷味辛，性温。辛温燥散，芳香走窜，其性上达。它能发表散风寒，善治风寒侵犯阳明经引起的头额作痛，是风寒感冒的常用药。又能祛风除湿止痒，治皮肤风湿瘙痒，并能燥湿止带，还治带下过多等症。此外，还有活血排脓作用，所以又是痈疽疮毒、乳痈肿痛等症的常用药。

[用量用法] 3～10克。外用适量，研末敷。

[使用注意] 本品辛散温燥，耗散气血，故不宜于阴虚火旺之证。痈疽溃后宜渐减去。

豆蔻

豆蔻味辛，性温。辛散温通，能消除因肺寒引起的目生障翳，但主要作用是行气温中、散寒燥湿、开胃消食，所以善治胃气不和的呕吐嗳气、胸脘胀痛等症。

[用量用法] 3～6克。入煎剂当打碎后下。

[使用注意] 火升作呕，热证腹痛及气虚者不宜用。

干姜

干姜味辛，性热，辛而行散，性热燥烈。有解散风寒和温中回阳的作用，可治风寒感冒、肺有寒痰停饮的喘咳和脾胃受寒的吐泻腹痛，以及肢冷脉微的阳虚欲脱症。炮黑后称"炮姜"，味辛苦，性大热，除寒作用更大，并能止血，适用于虚寒性的出血症。

[用量用法] 3～10克。温中回阳、散寒燥湿，当用干姜；止泻、止血宜用炮姜。

[使用注意] 阴虚有热者及孕妇均忌用。

川乌

川乌味辛，性大热，有大毒。辛散走窜，深入骨髓，能搜散筋骨中的风寒，治风寒湿痹关节疼痛或麻木。它是破寒冷积聚的药物，所以又能治脘腹冷痛和睾丸作痛连及小腹的寒疝。

[用量用法] 3～10克，久煎。若作散剂或酒剂，应减半量使用。

[使用注意] 反半夏、瓜蒌、白及、白蔹、贝母，忌同用。孕妇忌服。

丁香

丁香味辛，性热。其气香燥，能治胃寒呕吐，或脾胃虚寒的呃逆，并治胸腹冷痛。说明本品有温胃降逆的功效。

此外，本品辛热温肾助阳，兼治肾虚阳痿，外敷还治痈疽、乳疮，取辛散温通，有消肿止痛之效。

[用量用法] 1.5～3克

[使用注意] 畏郁金，忌同用，热证忌服。

肉豆蔻

肉豆蔻味辛，性温。它有温中降气、涩肠止泻的作用，能治脾胃虚寒、食欲不振、脘腹作痛、久泻久痢等症，功效是很快的。

[用量用法]煎剂3～10克；散剂1.5～3克。煨熟去油可有增强温中止泻功能。

[使用注意]湿热泻痢忌用。

草果

草果味辛，性温，辛香燥烈，长于燥湿祛痰散寒，能治脾胃受寒湿引起的呕吐、食积不消和胀满等。对痰浊内伏、兼感寒湿、寒热头痛、脘痞苔腻的寒湿疟疾有除痰截疟的功效。对感受山岚瘴气、暑湿秽浊之气引起的憎寒壮热、胸闷头痛、苔厚浊腻，舌边尖红的瘟疫、瘴疟，又有解瘟辟瘴之效。

[用量用法]3～10克。

白附子

白附子味辛甘，性温，有毒。其辛散温通，性偏升散上行，功善祛风痰、散寒湿，能治疗面部各种疾病，还可治体虚风邪入侵、肢体麻木的血痹和疮疡等症。特别是对偏正头痛、口眼㖞斜、中风痰壅等症功效较好。

本品还有解毒消肿散结之功，可外敷或内服治毒蛇咬伤、瘰疬痰核等症。

[用量用法]3～5克。

[使用注意]阴虚有热动风及孕妇忌用。

饴糖

饴糖味甘，性温，有补脾止痛、润肺化痰的作用。善治脾胃虚寒、胸腹急痛和肺虚咳嗽等，但由湿热或食积阻滞引起的胸腹胀满不能服用。

[用量用法]30～60克。入汤剂须烊化冲服。

[使用注意]凡湿阻中满、湿热内蕴及痰湿甚者忌用。

花椒

花椒味辛，性热。有温肾暖脾、逐寒燥湿和杀虫的作用，适用于胸腹冷痛或泻痢腹痛，以及呕吐蛔虫等症。

本品辛热燥烈，还能补火助阳，可治肾阳虚、肾不纳气的痰喘咳嗽，但阴虚火旺的人忌用。此外，煎汤外洗能治湿疮作痒。至于"明目"的作用，古书虽有记载，现不多用。

[用量用法]3～6克。外用适量。

［使用注意］本品辛热有毒，故阴虚火旺者忌用。

胡椒

胡椒味辛，性热。有温胃散寒、下气行滞的作用，可治胸腹冷痛及胃寒呕吐或泄泻痢疾等症。跌仆损伤，亦可以使用。

［用量用法］2～4克。研粉吞服，每次0.5～1克。外用适量。

薤白

薤白味辛苦，性温而滑。苦降、温通、辛散、滑利，故有宣通胸中阳气，下气化痰散结的作用。本品对于因寒邪痰浊结于胸中，以致阳气不通而引起的胸闷不舒、胸背两胁牵引作痛、痰多咳喘的胸痹证最为适用。

此外，本品还能治痢疾后重，这也是取它有苦降滑利、泄大肠气滞的作用。

［用量用法］9～15克。

桂枝

桂枝，在医学著作中首见于东汉时期的《伤寒杂病论》，因牡桂"柔嫩枝条"入药而得名。味辛甘性温。归心、肺、膀胱经，主要功效为发汗解肌、温通经脉、助阳化气、平冲降逆。

本品辛温浮散，透达于肌腠之间，长于宣阳气于卫分，畅营阴于肌表，使汗液蒸化有源，故为外感风寒的常用之药，不论伤寒表实无汗或伤风表虚有汗，以及阳虚感寒诸证，皆宜用之；又能横行肢臂，温通经络而止痛，为风湿痹证、寒凝血瘀之伍用药；走里又能温煦心、脾、膀胱阳气，用于脾阳不运，痰饮内停，心阳不振，胸痹心痛诸证，对于肾阳不足、阴寒内盛、复感外寒而冲气上逆者，本品因其通阳化气，温经散寒，使阳气充，阴气散，而冲气自然下藏。

［用量用法］3～10克。

［使用注意］风热证、血症、阴虚火旺、孕妇及月经过多者均忌服。

荆芥

荆芥味辛，性微温。辛散气香，长于发表散风且微温不烈，药性和缓，表寒表热皆可用之；又较扬透散，能发汗解表、散风寒、清头目，治风寒引起的头痛、目赤、咽喉肿痛等症，以及皮肤疮疹或麻疹不易透发等症。

本品虽有消瘀血的作用，但临床很少使用。荆芥炭有止血功效可治各种出血。

[用量用法] 4.5～9克。解表、透疹生用；止血炒炭用。

[使用注意] 表虚有汗者不宜用。

香薷

香薷味辛，性微温。辛温发汗解表而散寒，气味芳香又能化湿祛暑而和中，兼能散湿和脾、通利小便。治夏天感受暑邪冷湿引起的头痛恶寒、发热无汗、小便赤涩和腹痛吐泻等症，也治因水湿停留而出现的水肿病，又有解除暑邪烦热的功效。

[用量用法] 3～10克。发汗解暑宜水煎凉服；利水退肿宜为丸服。

[使用注意] 汗多表虚者忌服。

细辛

细辛味辛温，入心、肺、肝、肾经，有发散风寒、祛风止痛、温肺化饮的功效，既能外散风寒，又能内祛阴寒，同时止痛、镇咳功效较佳。

本品适用于少阴经的头痛，外用亦可研末吹鼻，可以催嚏通关，对神志昏迷不醒有效，此外，也常用于风寒湿引起的关节疼痛。

[用量用法] 1.5～3克。蜜炙可减少温散之性。

[使用注意] 本品有毒，药性较猛烈，古有"单用不可过半钱匕（0.3～0.4克），多即气闷塞不通者死"的记载，故用量宜慎；反藜芦，忌同用；本品能耗散正气，故气虚多汗、阴虚火旺、血虚内热及干咳无痰者，均应忌用。

葱白

葱白味辛，性温。辛散温通，性善走窜，能达表入里，有解表发汗的作用，善治外感风寒、头痛怕冷等症。痈肿疮毒，用它外涂，可以消散。

本品能通阳利水，可治痢疾脉微以及寒凝腹痛、小便不利等症。

[用量用法] 煎服，3～10克。外用适量。

[使用注意] 用于外感风寒、头痛怕冷等感冒轻症，常与豆豉同用。用治阴寒内盛、阳气不振、下痢脉微者，常与附子、干姜、甘草同用。

六、常用清热泻火的中药

黄柏

黄柏味若，性寒。苦寒清热燥湿，还有清相火、退虚热、保阴液的作用，可治体内湿热蕴阻诸证以及阴虚火旺的骨蒸、劳热、盗汗、遗精等症。本品善于清除下部的湿热，能治疗由湿热所致的血痢、便血及妇女色黄气臭的白带和尿道涩痛的淋病，还可用于足膝肿痛，痈肿湿疮等症。

[用量用法] 5～10克，生用或盐水炒用。外用生者适量，研末敷患处。

[使用注意] 脾胃虚寒者忌服。

贝母

贝母味甘苦，性微寒。甘寒质润，既能清热化痰，又可润肺止咳，用于治咳嗽胸痛、咳吐脓血的肺痈症和肺热津伤、咳吐浊沫的肺痿症；也可治咳嗽痰黄、口干咽痒的痰热咳嗽和阴虚内热咳痰带血的虚劳咳嗽，并且还有开郁散结、解除烦热的作用，所以又能治因痰热郁结而产生的痈肿、瘰疬等外症。

[用量用法] 5～10克，研末冲服1～2克。

[使用注意] 属寒湿痰嗽者不宜用。反乌头不宜同用。

柴胡

柴胡味苦，性微寒，疏肝解郁，使郁开火泻，而有泻肝火和解肌热的作用。可治因肝胆郁热引起的头晕、口苦、呕吐、两胁作痛等症。并为治邪在半表半里（少阳胆经）出现寒热往来的主要药物。由于它有和解表里的功能，因此又可治疗疟疾。

此外，本品又能提升中气和疏肝解郁，所以又常用于气虚下陷的脱肛和妇女子宫脱垂症，以及肝气郁结的头目眩晕、胁痛和月经不调。

[用量用法] 3～10克。醋炒用以减低散性，鳖血炒用可退虚热。

[使用注意] 本品性升发，凡病人虚而气逆不降，或阴虚火旺、虚阳上升者，均应慎用。

知母

知母味苦，性寒，有清热滋阴润燥的作用。能解除温热病的高热烦渴，以及骨蒸劳热、盗汗、咳嗽痰不易咳出等症。

[用量用法]6 ～ 12 克。生知母泻火力较强，宜用于肺胃实热；盐知母味咸入肾，长于滋阴，宜用于肾阴不足，相火浮动及骨蒸劳热等证。

[使用注意] 本品苦寒滋阴、缓泻，故脾虚便溏者不宜使用。

> 问：什么是泻肝火？
>
> 答：又称清肝泻火。是用苦寒泻肝火之药物治肝火上炎的方法。肝之实火如上炎，即有头痛、眩晕、耳鸣、脸红目赤、口干、肋部疼痛、呕水、或吐血、易怒或有便秘等症状。常用龙胆草、山栀子、牡丹皮、夏枯草、黄芩，黄连等。

车前子

车前子味甘，性寒。甘淡渗泄，气寒清热，性专降泄，滑利通窍，有利尿清热明目的作用。可治小便不利和小便短少涩痛的老年病，以及肝火上炎眼睛红肿作痛或肝肾阴虚目暗昏花等症。由于能利小便，所以又能止大便泄泻。

此外，本品还具有清肺化痰止咳作用，可治肺热痰多咳嗽。

[用量用法] 6 ～ 15 克。布包入煎剂。

[使用注意] 孕妇及无湿热者忌用。

龙胆草

龙胆草味苦，性寒。苦善燥湿、性偏沉降，大寒能清热泻火，有泻肝胆火邪、清下焦湿热的功效。能治疗肝火上升引起的眼睛红肿作痛、胸胁刺痛、咽痛口苦和下焦有湿热的黄疸尿赤，以及肝经热盛的烦躁惊厥、抽搐等症。

[用量用法] 3 ～ 10 克。

牛蒡子（鼠粘子）

牛蒡子味辛苦，性寒。辛散苦泄、寒能清热，有疏散风热、透疹、解毒和消肿等作用，可治疮痈肿毒和皮肤发疹瘙痒成片的瘾疹，以及风热感冒咽喉肿痛和麻疹不透等症。

［用量用法］3 ～ 10 克，炒用寒性略减，入汤剂宜捣碎。

［使用注意］气虚便溏者慎用。

桑白皮

桑白皮味甘辛，性寒。善泻肺部热邪，有止咳平喘的作用。因此，对肺热的咳嗽气喘，功效很好。

此外，本品甘寒肃降肺气、通调水道，还有利小便、退水肿的作用，用于小便不利引起水肿。

［用量用法］5 ～ 10 克，煎服。行水宜生用，平喘止咳宜炙用。

［使用注意］肺虚无火、小便利及肺寒咳嗽不宜用。

牛黄

牛黄味苦，性凉。本品苦能泄降，寒能清热，有清心豁痰开窍、凉肝息风定惊的功效，善治中风痰厥、神志昏迷和热病惊狂诸症，对小儿惊痫疗效更好。

本品还能治咽喉肿痛、口疮腐烂及痈疽疮毒等，不论内服或外用，都有清热解毒之效。

［用量用法］0.15 ～ 0.3 克，入丸、散剂。外用适量。

［使用注意］孕妇慎用。

青蒿

本品性寒，味苦、辛，入肝胆经，功能截疟、清热解暑、解毒化湿，用男孩的尿去首尾与青蒿同敷成膏，可治疗阴虚发热、盗汗、骨蒸劳热。此外，本品对伤暑的发热和疟疾亦很有效。

［用量用法］4.5 ～ 9 克；或入丸、散。

［使用注意］胃寒不宜用。

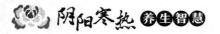

冬瓜子

本品性寒，味甘，入肺、大肠、小肠经，功能清肺、化痰、利湿、排脓，适用于肺热咳嗽痰多、肺痈、肠痈、淋病，小便不利、水肿、湿热带下。

[用量用法] 煎服9～15克，或去壳取仁用。

附：冬瓜皮，偏于利水退肿，主要用于小便不利，暑湿泻泄，煎服：15～30克，但脾胃虚寒、大便溏软者不宜用。

薄荷

薄荷味辛，性凉，最能清头目、散风热。治头痛、目赤、牙痛、咽喉肿痛等风热上攻头目诸症。因为有清散风热的作用，所以又常用于风热感冒或温病初起发热无汗的表证和麻疹初期不易诱发；还治皮肤受风热引起的风疹等。炒炭用可兼治骨蒸劳热。

本品炒炭虽然可以治骨蒸劳热，但必须配合养阴清热除蒸药同用。

[用量用法] 一般用量为2～6克，病较重者也可用9克。

[使用注意] 久病或大病之后，不可用薄荷，以免出汗不止。

蝉蜕

本品性寒，味甘、咸，入肺、肝经。功能：散风热、宣肺透疹，解痉，适用于外感风热，咽喉肿痛，小儿惊风和破伤风的抽搐，小儿疳积以及外感发热、目生翳障遮睛。

[用量用法] 2～6克，体壮邪盛者可用至9克；治破伤风可用到24～30克。

[使用注意] 孕妇、虚证及无风热者忌用。

桑叶

本品性寒，味苦、甘，入肝、肺经。功能：祛风清热、凉血明目，适用于风温发热、肺热咳嗽、头痛、目赤、头晕目眩、咳血咽痛等病症。

[临床运用] 若目赤头晕，本品常与菊花、石决明、白芍同用。若发热咳嗽，本品常与薄荷、桑白皮、黄芩同用。

[用量用法] 3～10克。

问：什么是宣肺？

答：宣肺又称宣白，用开通肺气、化痰、止咳之药治疗肺气不利的方法，有"宣肺平喘""宣肺止咳"等功效。肺气如不利即有咳嗽、呼吸促迫、多痰等症状。

菊花

菊花，始载于《神农本草经》，列为上品，菊本作鞠。鞠，穷也，月令九月有黄华，华事至此而穷，故名。味辛甘微寒，性苦，归肺、肝经。主要功效为疏散风热，清利头目，平抑肝阳。

本品味辛芳香，轻清发散，入肺而疏散风热，为风热表证常用之药，又因其性苦寒，走肝而清泻肝火，清利头目，"为祛风之要药"（《本草经疏》）而多用于头目诸疾，对于疮疡皮肤病、耳鼻疾病，本品有散邪解毒、散邪通窍之功。

[用量用法] 6～9克。

[使用注意] 黄菊花偏于散风热，白菊花偏于平肝阳，野菊花偏于解毒。

葛根

葛根味辛甘，性平。辛能发散，甘而质润生津，有发散风邪和解热生津的作用。用治发热口渴、项背强、无汗怕风的外感表证和先热后寒、往来不止的"温疟"。本品解热生津止渴，还善于解酒。

此外，本品还有清透邪热，升发清阳的作用。

[用量用法] 10～15克。退热生津宜生用，止泻宜煨用。

淡豆豉

淡豆豉味苦，性寒。有解表发汗、清除烦热的作用，适用于感冒或温病初起，寒热头痛、无汗和胸中不舒、烦热不眠等症。此外，兼能清除湿热瘴气。

[用量用法] 3～10克。用治外感风寒，发热恶寒、头痛无汗者，常与葱白同用。用于外感风热或温病初起者，常与金银花、连翘、薄荷等合用。与栀子同用，还可治邪热内郁，胸中烦闷、虚烦不眠之症。

问：常用清热祛火中成药有哪些？

答："上火"是在日常生活中经常遇到的情况——如果某人生了口疮、有口臭，中医会说他上火了；如果某人有牙痛、嗓子痛，首先也会想到上火；如果很小的一件事就使你勃然大怒，人们就会说你肝火太旺。对轻微的上火症状，如口臭、嗓子痛、牙痛、便秘等，大部分人会选择直接到药店买一些祛火中成药进行调理。盛夏时节，也有很多人会习惯性地吃点清热泻火的药，给自己"降降温"。

清火药虽然常用，但也不可想当然地随意服用。

牛黄解毒类中成药对胃实火所致的牙龈肿痛、口舌生疮等症具有很好的疗效，对虚火却不适宜，在使用时应当分清实火和虚火。胃实火多见于体质壮实患者，尤其是喜食油腻辛辣食品的患者，其症状表现为咽喉及牙龈红肿、疼痛，口干口臭，喜冷饮，大便干燥，舌苔黄厚等。此时用牛黄解毒片，可起清上泻下作用，一旦大便通畅，症状多能减轻。

三黄片由大黄、黄连、黄芩组成，具有清热解毒、泻火通便作用，常用于咽喉肿痛、口舌生疮、牙龈出血、心烦口渴、尿黄、便秘、青春痘等的治疗，特别对嗓子痛、便秘、口疮等上火症状为首选良药。需要注意的是，组成三黄片的三味药都是苦寒之药，尤其大黄具有泻下作用，不能长期服用。素体虚寒者慎用。

在所有上火症状中，口臭最让人感到尴尬。为消除口臭，有人使用口香糖，但治标不治本。为彻底消除口臭，具有清胃泻火，润燥通便作用的牛黄清胃丸是首选良药。牛黄清胃丸也由苦寒之药组成，应按照说明书使用，切勿超量长期服用。

第 *3* 章
常见五脏阴阳虚证

◆心阳虚证

◆脾胃阴虚病症

◆肝阴虚证

◆肺阴虚证

◆肾阳不足

◆肾阴虚证

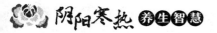
一、心阳虚证

心阳虚证是心中阳气不足，气血失于温运而出现的一系列症状的概称。本证多由久病体虚、年老脏气虚衰；或汗出太过、耗伤阳气；或素体禀赋不足引起心阳不振、不能温运气血；或思虑过度、劳伤心神，以致心阳不足；或心阴不足、阴损及阳、耗伤阳气而形成。

主要临床表现为：心悸，心中空虚，惊惕而动，心胸憋闷，形寒肢冷，气短息促，自汗，面色㿠白，倦怠无力，舌淡苔白，或舌体胖嫩，脉细弱或结代等。

心阳虚证常见于"心悸""胸痹""虚劳"等病症中。

心阳虚证在不同疾病中的临床表现各具特点，治法也不同。若心悸病中出现心阳虚证，则表现为心悸、心中空虚，惊惕而动等症，多因气虚阴损，累及于阳，遂致心阳不足，神不守舍，心阳既虚，卫外失固，不能维护心主，则心中空虚，惊惕而动。或饮邪上逆，损及心阳所致，治宜温通心阳，方用桂枝甘草龙骨牡蛎汤。若胸痹病中出现心阳虚证，表现为胸闷、发憋、气短、疲乏，甚则作痛等症，多因心气不足，胸中阳气不振，清旷痹塞，或因痰浊阻遏胸阳，胸阳不通，气血失畅，心脉痹阻所致，治

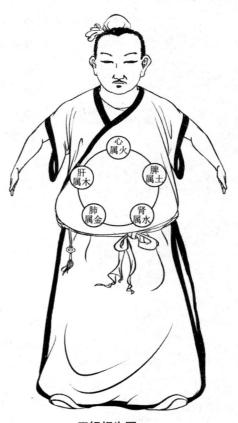

五行相生图

宜温中散寒，方用栝楼薤白半夏汤或吴茱萸丸等方药。若虚劳病中见心阳虚证，则表现为面色㿠白、自汗、倦怠无力、舌淡、脉弱等症，乃心阳不足，血行不利，心气不充所致，治宜温阳益气，方用四逆汤和补气运脾汤。

心是人体生命的主宰，统管脏腑进行协调活动，正如《灵枢·邪客篇》说："心者，五脏六腑之大主也，精神之所舍也。"在心阳虚弱的病机演化过程中，常伴有几种情况，一是由于阳气不足，无力推动血行，导致血瘀，产生疼痛，故心阳虚证常兼见心痛、舌紫暗等症；二是气为血帅，气行则血行，心阳不足，其气亦弱，气弱运行无力则气滞，多伴有胸闷作痛等症；三是由于心阳不足，不能温化水饮，导致痰饮内停，常见胸闷、发憋、气短等症，如水气上逆，则引起头眩。当心阳虚趋向恶化时，阳气暴脱。可出现大汗淋漓，四肢厥冷，脉微弱欲绝等心阳虚脱的证候。

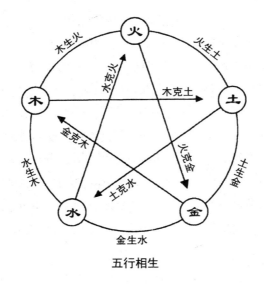

五行相生

问：什么是结代脉？

答：结代脉是病脉中的两种类型，结脉是指脉事缓怠，时一止，
　　止无定数，说明体内阴盛气结，寒疾瘀血，代脉是指脉动缓
　　而中止，良久方还，止有定数，反映脏气衰微。

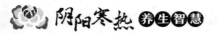

二、脾胃阴虚病证

脾胃阴虚，指由于各种原因导致脾胃的阴血津液不足，不能正常滋养脾胃，造成脾胃失养失调而发生各种脾胃阴虚的病证。如口疮、口味异常、纳呆、呕吐、呃逆、胃痛、腹胀等病。

阴血津液相对于阳气而言，其性质属阴，不但滋养濡润脾胃和其他脏腑组织，而且是脾胃和其他脏腑组织器官功能活动的物质基础。并且也有化生阳气，制约阳气的作用。化生阳气，使被消耗的阳气能不断得到补充；制约阳气，使之不过于亢盛。阴阳保持动态平衡，即可保证人体正常生理活动。脾胃阴虚，一方面导致脾胃失养，失润，脾胃阳气偏亢的阴虚热盛的病变表现。可有口舌干燥或口疮，饥不欲食，或干呕呃逆，胃脘痞闷不畅甚至烦躁、失眠、手足心热、皮肤枯燥、胃痛、消渴、大便干结、小便短少等症状。另一方面，脾胃阴血津液亏少，不能化生脾胃的阳气，造成脾胃阳气虚弱。除上述症状表现外，还可出现消瘦，食后胃脘胀满，大便或干或溏，或先干燥秘结难下，随后稀溏，伴有精神疲乏，四肢无力，面色萎黄，身体情况明显减退，既有时低热，又有时发冷等病症。下面我们选择一些多发、常见的病证，从证候表现、治疗方法、预防康复方面加以介绍。

脾胃阴虚的证候

如上所述，脾胃阴虚的病变可有十几种证候表现，但对每一个脾胃阴虚的病人来说，常常不会具备所有的症状表现。而且，脾胃阴虚本身可以造成人体发生多种新的疾病。对这些新的疾病的治疗，要针对脾胃阴虚这个根本的病理变化来确定治疗用药。同时，在中医学的许多疾病证型中，都有属于脾胃阴虚的病理因素，因而具有脾胃阴虚的证候表现。诊断、治疗时，应结合脾胃阴虚的治疗方法，再按照具体病情适当选用药物，才能获得理想的治疗效果。

（1）口疮：指舌和口腔黏膜上生有黄白色或红色的溃疡点或斑块，重者可导致溃烂、局部疼痛。由于阴虚虚火上炎，症状特点是舌红干燥不润，舌面皂裂，伴有口燥咽干、手心足心发干发热、纳食不香、大便秘结不畅、小便黄、量少等症状。多属于西医学复发性口疮、口腔溃疡等口腔病。

治法：滋阴降火

方剂：知母10克，生地黄15克，麦冬12克，牛膝10克，玄参15克，生甘草6克，蒲公英15克，佛手6克。水煎服（后同）。

（2）口味异常：脾胃阴虚型常有口苦、口酸、口辣、口涩等异常口味。由于阴虚口舌失润，致使味觉异常，伴有口舌干燥、纳食不香、手足心热、精神烦躁、便干尿少等症。多属于西医学味觉缺乏症、味觉减退症、味觉障碍症以及糖尿病、维生素缺乏症等。

治法：育阴生津，和养脾胃。

方剂：生地黄15克，麦冬12克，知母10克，生甘草6克，玉竹12克，白芍10克，香橼6克，谷芽6克。

> **问**：什么是滋阴降火？
>
> **答**：阳盛阴虚之病变过程中，遇因津液亏损而有阳亢现象时，不但须增补病体津血，且须增强阴津之功能来抑制阳亢，故滋阴剂中有时需加知母、黄柏等降火药物，以提高滋阴剂之效果而调和阴阳。

（3）纳呆：是指以不思饮食、食量减少、不觉饥饿、饥而食少或食不知味为主要表现的病症。脾胃阴虚纳呆，特点为饥不思食，胃脘部位嘈杂不舒，伴有口干舌红，手足心发干发热，大便干燥不畅，小便黄色量少。多属西医学消化不良、慢性胃炎、慢性肠炎、胃、十二指肠溃疡、胃肠神经官能症，以及其他慢性疾病过程中或恢复期。

治法：养阴生津，和胃消食。

方剂：沙参10克，麦冬12克，玉竹10克，生地黄15克，甘草6克，焦山楂10克，炒麦芽10克。

（4）呕吐：指饮食入胃后呕吐而出，脾胃阴虚型呕吐特点：呕吐反复发作，常常干呕，伴有口燥咽干，有饥饿感而不欲饮食，尤其不喜欢干硬的食物，好吃稀软食物，舌干无苔，手、足心发干，皮肤发枯干燥不适，精神疲倦，四肢无力。多属于西医学慢性胃炎、胃黏膜脱垂症、十二指肠壅滞症、贲门痉挛、幽门痉挛症等疾病。

治法：养阴生津，润燥止呕。

方剂：太子参 15 克，麦冬 12 克，玉竹 12 克，半夏 10 克，竹茹 12 克，炙甘草 10 克，粳米 15 克，大枣 3 枚。

（5）呃逆：指膈肌有气上冲，呃逆连声不能自己控制的一种病症。脾胃阴虚型呃逆，呃声急促而不连续，口干舌燥，饮食不振，脘腹胀满，伴有阴虚烦躁、手心足心发热、形体消瘦、脉弱无力、舌红少津等症状。多见于西医学中慢性胃炎、胃扩张、胃肠神经官能症等疾病。

治法：育阴生津，养胃止呃逆。

方剂：太子参 15 克，沙参 12 克，麦冬 12 克，玉竹 10 克，生地黄 15 克，柿蒂 10 克，竹茹 15 克，枇杷叶 12 克，焦山楂 10 克。

（6）胃痛：指上腹胃脘部位发生疼痛的一种病症。脾胃阴虚型胃痛的特点：胃痛隐隐发作，反复发生，饮食量少，食入干硬食物后，胃痛加重明显，喜饮而饮入不多。伴有口燥咽干、心情烦躁、形体消瘦、皮肤干枯不润泽、面色发黄、颧部潮红、四肢乏力、不耐劳作等症状。多见于西医学中慢性胃炎、消化性溃疡、胃肠神经官能症等病。

治法：养阴益气，和胃止痛。

方剂：沙参 15 克，麦冬 10 克，生地黄 10 克，玉竹 12 克，佛手 6 克，生甘草 10 克，梅花 10 克，甘参 12 克。

（7）腹胀：指脘腹胀满不舒的一种病症。阴虚腹胀属于大肠津液亏少。中医学大肠的生理功能及病理变化属于脾胃的范畴。大肠津液亏少的腹胀，症状表现除腹胀外，伴有口中干燥，大便秘结难通，兼见形体瘦弱，精神烦躁，自觉有热感等。多见于西医学中慢性胃炎、胃下垂、胃肠神经官能症、消化不良、慢性结肠炎等疾病。

治法：滋阴生津，润肠通下。

方剂：火麻仁 30 克，沙参 12 克，麦冬 10 克，当归 15 克，玄参 15 克，杏仁 10 克，大黄 6 克，芒硝 6 克，枳实 10 克。

本型腹胀主要因为津液亏少，肠内粪便干燥而秘结不通所致。治疗在于滋阴生津、润肠通便，加大黄、芒硝、枳实为通下粪便而用。如果服药后大便解下，要立即去掉大黄、芒硝、枳实这三味药，防止通下太过，会更加使大肠津液亏少。需要继续服药恢复大肠津液，用此方去掉这三味药即可，或改用麻子仁丸。

脾胃阴虚病证的预防与康复

脾胃阴虚损害的是脾胃功能,久之因脾胃失养失调可造成脾胃的器质性损害。并可引起身体其他的病变,所以及时进行有效的治疗当然是必要的。但是,如果注意预防不发生脾胃阴虚,则是保护身体健康的更有效的手段。

脾胃阴虚的预防

预防脾胃阴虚病症的发生,要从引起脾胃阴虚的因素着手。能够引起脾胃阴虚的因素主要有以下几方面,预防也主要从以下几方面进行。

第一,饮食因素:偏食辛辣食物最易燥伤脾胃阴津。多食苦、咸的食物或嗜食粗糙干硬的食物,极易损伤脾胃阴津。平时应知预防。饮食物不洁或变质,或有毒食物导致大吐大泻,诱发脾胃阴虚最速。预防应注意饮食卫生。另外长期服用阿司匹林、复方阿司匹林、索米痛片等药物成瘾,或长期服辛热温燥中药,也会耗伤脾胃阴血津液,导致脾胃阴虚。应适当服用一些养阴生津的药物,可以起到预防作用。

第二,情志因素:以思虑、忧愁、焦虑这些精神情绪过度为主,可导致化火,耗伤脾胃阴津。应保持自己的平和心态,预防情志过度、精神过耗引起的情志化火伤耗脾胃阴津。

第三,疾病因素:感冒或其他流行病、传染病及一些内伤、发热性疾病,能严重损伤全身的津液以致虚损。应及时有效地治疗这些原发病,使身体早日康复,也可避免伤害脾胃的阴血津液,达到预防的目的。

脾胃阴虚的康复

第一,服用调养脾胃阴血津液的药物。前人曾总结说:"有形之血不能骤生。"所谓"骤",指的是迅速。脾胃阴虚经治疗虽然好转,但不是很快就能恢复,只能经过一定时日,在药物的辅助下逐渐恢复正常。并且阴和阳、气和血之间的关系是相辅相成的,不仅是互相制约,还有互相化生之作用。在病理上则又互相累及耗损。脾胃阴虚还会使脾胃之气耗损而受到削弱。在脾胃阴虚康复过程中,脾胃之气也有待恢复。继续服药,滋脾胃之阴,也补脾胃耗伤之气,以利于脾胃阴虚的康复。

如果脾胃阴虚证候口舌干燥,舌红无津液,或有发烦、手足心热等症状仍明显的,可以加生地黄15克,知母10克;如果食欲仍差,或食后胃部不适,可加神曲 6 克，生山楂 10 克，继续服用。

第二，日常生活中注意食用性味平和的饮食，适量食用有营养又易于消化的食物，以饮食调理康复。尽量不食用或少食辛辣、苦咸、粗糙干硬食物和对脾胃有刺激有伤害的食物。注意休息，有规律、有节制地从事脑力和体力劳动，不过于劳倦，安定情志，对于未愈的疾病继续治疗。中医学认为清淡的食物可以补养脾胃，因此饮食应以清淡的食物为主，适当吃肥甘之物，对于健康来说是有好处的。

三、肝阴虚证

肝阴虚证是由于肝的阴分不足，或肾阴亏虚，或由于肝气郁结，气郁化火或肝病、温热病后期耗伤肝阴引起的阴分亏损而肝阳偏亢的一组症状。既可表现出阴虚之两目干涩，烦热盗汗，口咽干燥，舌红，少苔，脉细数，又有阴不制阳，肝阳亢逆无制而见头痛、眩晕、耳鸣诸症。

肝脏体阴而用阳。说的是肝主藏血，血属阴，故称之为"体阴"；而肝喜条达恶抑郁，主疏泄，故又称其"用阳"。肝气郁结，情志不畅，气郁化火，可以灼伤肝阴，形成肝阴虚。又肝肾同居下焦，肾主一身之阴，肾阴可以滋养肝阴，肾阴不足，肝阴亦亏损。由于大病、久病及温热病后期，使肝阴受损，均可形成肝阴虚证，阴阳是一对相互对立、相互依存的统一体，阴不足，阳相对偏亢。又由于肝气主升发的特点，即形成肝阳上亢的证候。

肝阴虚的证候

眩晕头痛，耳聋耳鸣，麻木震颤，面部烘热，胁肋灼痛，五心烦热，潮热盗汗，口咽干燥，或见手足蠕动，舌红少津，脉弦细数。

肝阴虚的证候可见于多种疾病当中，如头痛、眩晕、胁痛、月经不调等。

肝阴虚的治疗

治疗肝阴虚的方法为滋阴疏肝。常用一贯煎（《柳洲医话》），其药物组成为北沙参10克，麦冬10克，当归10克，生地黄30克，枸杞子12克，川楝子5克。水煎服，每日1剂。此方主治：肝肾阴亏，血燥气郁。症见胸脘胁肋胀痛，口苦吞酸，口干咽燥，舌红少苔，脉细弱，或虚弦及疝气瘕聚。

肝主疏泄，喜调达，其中疏泄包括两个方面，一是调节情志，使之心情愉快，精神正常，另一方面指促进胆汁分泌，帮助消化。肝阴亏损，肝阳偏亢，肝气不顺畅，克制脾土。因肝在五行属木，脾胃属土，脾胃受肝气欺侮，则运化失常发生气机不畅，消化功能亦受到影响，故见胁肋胀痛，口苦吐酸水。肝肾亏损，阴津不足，故见咽干口燥，舌红少苔脉细弱。肝的经脉循行环绕阴器（外生殖器），肝阴不足，气郁不畅可见到疝气瘕聚之证。这里所说的疝气，与现代医学所说的疝气有所不同。这里的疝气指两方面，一是指生殖器、睾丸、阴囊部位肿大疼痛；二是指腹部剧烈疼痛，兼有二便不通的病证。这两种情况均是由于肝气郁滞运行不畅所致。所谓瘕聚，指腹部疼痛或胀，但可上下走动，并非固定不移，仍属气机不畅所致。

肝阴不足既有阴虚燥热的一方面，又有阳亢的一方面。如头痛一症，肝阳上亢头痛较为常见，其特点是头痛眩晕，心烦易怒，失眠多梦，兼两胁胀痛，口苦，两颧发红，苔薄黄，脉弦数或弦而有力。可用平肝潜阳法治疗（所谓潜阳，是指用质重的贝壳类药使肝阳下潜）。

肝阴不足还可以导致其他的疾病。如女子可引起痛经，其证见经行后一二日小腹绵绵作痛，腰部酸胀，经色暗淡，量少质稀，或有潮热，或耳鸣，脉细弱，舌苔薄黄。

肝阴不足，肾阴亏损，还可引起闭经。证见经血由少而渐至停闭，五心烦热，颧红盗汗或见骨蒸潮热，舌红少苔，脉细数。治疗应养阴清热调经。

> **问**：什么是肝喜条达，恶抑郁？
>
> **答**：肝喜条达，是肝的重要功能，指肝主疏泄、宣泄、畅达，此对人体气机调畅、气血和调、经脉通利有重要作用。若肝失条达则肝气郁结，可见情绪低沉，多疑善虑，胃口不佳。
>
> **问**：什么是疏肝？
>
> **答**：或称疏肝理气、舒肝、泄肝等用柴胡、当归、白芍、香附子、延胡索、厚朴等，疏散肝气郁结的方法。肝气如郁结则有两胁胀痛、胸闷、恶心、呕吐、食欲不振、腹痛、腹泻等症状。

肝阴虚的预防及康复

对于肝气郁结的患者，特别是肝火上炎的情况，应积极给予治疗，疏肝理气，同时在用药时适当选用如当归、白芍、生地黄等养血滋阴柔肝的中药，以防患于未然。对于肝气郁结的患者，也不可过用辛香燥烈之品，以免药物过量耗伤阴液。

在肝阴虚的康复过程中，还要注意以下几点。

一是情志舒畅。肝阴不足之人，肝阳易亢，患者大多烦躁易怒，其亲属应给予理解，多做思想工作，避免其情志过激，保持快乐的情绪，有利于病情的恢复。否则，情志不舒，甚则大怒不已，则必然肝火内旺，阴分更伤，使病情加重，甚则肝火大怒，气血并走于上，可发生中风之证。

二是在饮食调养上，应该以清淡为宜，并可适当喝一些养阴的鱼汤、甲鱼汤，或用海参熬汤，以滋补肝阴。切勿饮酒，忌食辛辣之品，如辣椒、羊肉等易助火之品，平素可常服六味地黄丸、杞菊地黄丸一类的丸药，以利于调养。如果在中年之后，常感到两目干涩，尤其是在看书学习之后伴有腰酸腿软之症、失眠多梦，或女性在绝经前后，出现五心烦热、汗出、腰膝酸软等都是肝阴不足，应及时就诊。

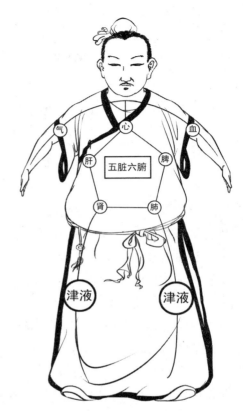

气血津液在五脏六腑全身中循环往复

问：中年人常常肝火旺，请介绍几种中成药。

答：对于肝火旺的中年人，可常吃龙胆保肝丸，柴胡疏肝散，或服用三黄散。

问：什么是脉弦数？

答：脉弦数是肝病常见脉象。数是指脉跳得快，人一呼吸脉跳超过5次。弦，指弦脉，有如手按在琴弦上的感觉，反映肝病、痛证。

问：请问养肝就是平肝吗？

答：不能说养肝就是平肝，平肝是指祛除肝亢之火，使之不能亢盛，养肝是指滋养肝脏，肝血虚、肝阴虚之人即需要养肝，由于肝虚阴火，所以有时平肝需要养肝，即滋肝阴，平肝阳。

四、肺阴虚证

肺阴虚多由燥热之邪灼肺，或痰火内郁伤肺，或五志过极化火灼肺，以及久咳耗伤肺阴所致。

肺阴虚者多形体消瘦，口燥咽干，手足心热，失眠盗汗，神疲乏力，午后潮热，干咳少痰，甚至痰中带血或咯血。

治疗肺阴虚证常用沙参麦冬汤和养阴清肺汤。

（1）沙参麦冬汤：其药物组成为沙参10克，玉竹10克，麦冬10克，天花粉10克，桑叶10克，生甘草3克，水煎服，每日1剂，分2次服。

方中沙参、玉竹、麦冬、天花粉、桑叶均为养阴清肺药。生甘草为清热解毒药，并且可以调和诸药。全方有清养肺胃、滋阴润燥的作用。

> 问：什么是滋阴？
>
> 答：使滋养人体之津液更为充足，或在使用发汗解表剂时，防止因发汗而起津液枯竭的方法，或称育阴、养阴、补阴、益阴等，是治疗阴虚证的方法。阴虚证有干咳、咯血、潮热、盗汗、口干、腰痛、遗精、眩晕、手脚烦热等症状，可用麦冬、天冬、沙参、玉竹、百合、龟甲等。

（2）养阴清肺汤：其药物组成为生地黄10克，麦冬10克，玄参10克，贝母10克，牡丹皮10克，白芍10克，薄荷（后下）4克，生甘草4克。

方中生地黄滋养肾阴。肾阴为一身之真阴，若肾阴亏虚，那么一身之阴液均有亏虚之象。肾在五行上属水，肺在五行上属金，金水相生，互为因果。因此养肺阴不可不养肾阴。麦冬养肺阴清肺热，玄参滋阴清火，贝母润肺化痰，白芍敛阴泄热，薄荷清热散邪利咽，甘草清热解毒，并且可以调和诸药。全方可滋养肺肾之阴，消肿利咽，对肺阴亏虚引起的口干咽燥、咽喉肿痛有良好的治疗作用。成药有养阴清肺丸和养阴清肺膏。

肺阴虚者要加强锻炼，增强体质，饮食上少吃辛甘厚味，可适当吃些滋养阴液的食物，如山药、银耳、梨、荸荠、苹果、豆腐、小米、牛奶、兔肉、鸭肉等食物，可选用蜜汁山药、豆浆粥、鸭肉粥、甘蔗粥、银耳羹、百合粥等配餐服用，要适当控制辛温助阳之品，如韭菜、狗肉、羊肉、雀鸟、荔枝、辣椒等，以免过食辛温而灼伤津液而至肺阴更虚。忌烟忌酒。烟性燥热，酒性湿热，烟酒对肺阴不足者如火上浇油，均应戒掉。节欲保精，节制房事。早睡晚起，不要过度劳累。

冰糖梨汤

原料：雪梨 1 个，冰糖 20 克。

制法：梨洗净切块，加水适量同煮。梨熟后放入冰糖。吃梨喝汤。

燕窝汤

原料：燕窝 6 克，银耳 6 克，冰糖 20 克。

制法：燕窝、银耳用清水泡发，洗净，放入冰糖，隔水炖熟。每天服用 1 次。

黄精粥

原料：黄精 20 克，或鲜黄精 40 克，粳米 100 克，白糖适量。

制法：将黄精洗净，煎取浓汁，去渣，同粳米煮粥，加入白糖，即可服用。

五汁蜜膏

原料：鸭梨 1000 克，白萝卜 1000 克，生姜 20 克，炼乳 250 克，蜂蜜 250 毫升。

制法：将鸭梨洗净去核。萝卜、生姜洗净，分别榨汁。先将梨汁、萝卜汁共放锅中熬成膏状，要先大火后小火，再加入姜汁、炼乳和蜂蜜搅匀，继续加热至沸，冷却备用。每次取 10 ～ 15 毫升，以开水冲服，每日 2 ～ 3 次。

针刺法

取穴：肺俞、血海、三阴交、太溪、太渊。

方法：每天取 2 ～ 3 个穴位，交替使用，每日施针 1 次，10 ～ 15 天为一个疗程。

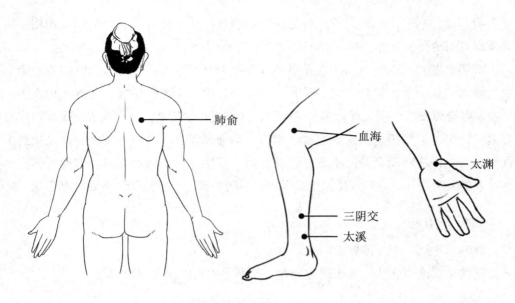

肺俞

血海

太渊

三阴交

太溪

按摩法

取穴：肺俞、脾俞、肾俞、足三里、三阴交。

方法：可用揉法、压法刺激各穴位，每日 1 次，每次 30 分钟。手法宜轻柔，以达到补肺的目的。

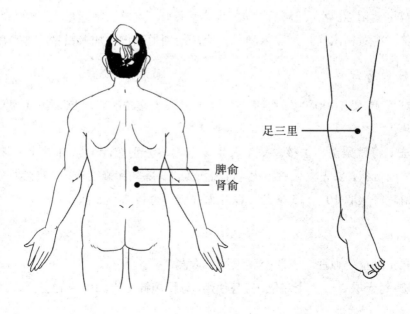

脾俞
肾俞

足三里

五、肾阳不足

肾阳不足可见到面色白，形寒肢冷，精神不振，腰膝酸冷，男子出现阳痿，女子出现宫寒不孕。可见到舌淡苔白，脉沉细无力。

本证候当以温补肾阳为法进行治疗，可用右归饮加减，方中可用熟地黄、山药、枸杞子、山茱萸、泽泻、茯苓、牡丹皮、杜仲、附子等，亦可用中成药，金匮肾气丸或安坤赞育丸来治疗。

肾阳不足又叫肾阳虚，大多是因为年高肾亏，久病伤肾、房劳过度损耗肾阳所引起。因此在平素就应该注意温补肾阳，以防止出现肾阳不足的情况。

肾阳虚的饮食应该注意摄取温补肾阳之品，如狗肉、羊肉、牛肉、雀肉、鸡肉、虾等，应多食用如韭菜、花菜、油菜等具温热之性的蔬菜。还可以选用一些壮阳的药膳，如麻雀菟丝枸杞汤、鹿肾羹、河虾汤、枸杞爆油虾、炖狗肉等。

肾阳不足的一个主要原因是房劳过度，每个成熟的、正常的人都有"性"的要求，房室活动是养生保肾的需要。但如果纵欲于色，就会伤精损阳，造成肾阳的不足，因此要节制房事，这是本证预防和康复的关键所在。

预防肾阳不足还可以选用针灸和按摩的方法，常用穴位如关元、气海、命门、腰阳关等，可用温针或灸法。

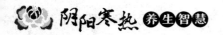

六、肾阴虚证

肾阴虚可见有眩晕耳鸣，视物昏花，健忘失眠，腰膝酸软，形体消瘦，咽干舌燥，入夜尤甚，五心烦热，或午后潮热，盗汗颧红，男子出现遗精，女子出现经少经闭，或者见有崩漏。舌质红，苔少而干，脉象细数。

肾阴虚的治疗应当以滋补肾阴为法。宜选用六味地黄汤加减，方中可选地黄、山药、山茱萸、泽泻、茯苓、牡丹皮、女贞子、枸杞子等。中成药可用六味地黄丸，如有热可用滋阴降火的知柏地黄丸治疗。

由于肾阴虚是脏腑失养、精血骨髓日益不足造成的，所以就要注意对肾阴的养护。

除药物治疗外，要注意调配饮食，多食用滋阴益肾之品，如小米、黑豆、木耳、桃、栗子、花生、荸荠、乌骨鸡、鹅肉、海参、蚌肉等，还可食用如虫草炖甲鱼、红衣海鲜汤、枸杞子粥等药膳。由于肾阴虚，肾阳常会失去制约而造成亢逆为害，所以在饮食的调摄中应该少用辛辣、燥烈之物，以免助阳使肾阴更虚。

肾阴虚的调护中更应该注意房事的节制，《内经》中曾说人"半百而衰"是由于不知保持精的盈满，因此应该节制房事，这是人们预防肾阴虚的关键。

肾阴虚的病人由于阴虚不能制阳，因此容易造成阳气亢盛的情况。比如情绪易于激动，烦躁易怒。所以精神的调摄是肾阴虚病人康复的关键。要善于调节自己的情感，要和喜怒、去忧悲、节思虑、防惊恐，减少不良情绪对心理的影响，使人的情志保持相对平衡。

第4章
不同体质的养生

◆阳虚体质养生法

◆阴虚体质养生法

◆阳盛体质养生法

◆气虚体质养生法

◆血虚体质养生法

◆血瘀体质养生法

◆痰湿体质养生法

◆气郁体质养生法

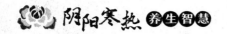

一、阳虚体质养生法

人的体质不同，所采取养生方法亦不同。体质形成于胎儿期，定型于生长发育期。在定型以后，便开始了漫长的演化期，直至生命终止。因此，主要是在遗传的基础上，受缓慢的、潜在的环境因素作用，在生长、发育和衰老过程中，渐进性地形成的个体特殊性。

不同体质的人对不同致病因子的易患性和对相同致病因子的耐受性有不同，某种形体的人易患某些病，感邪以后，因体质不同也会"为病各异"。因此，根据不同的体质，采取相应的养生方法，是中医养生的重要原则之一。

阳，指阳气。《内经》解释说：所谓阳气，就好像天上的太阳一样，给大自然以光明和温暖，如果失去了它，万物便不得生存。人若没有了阳气，体内就失去了新陈代谢的活力，不能供给能量和热量，这样，生命就要停止。若体内阳气虚弱，可见恶寒喜暖，手足不温，口淡不渴，喜热饮食，食生冷则腹痛腹泻或胃脘冷痛，腰膝冷痛，小便清长，便溏，舌质胖嫩，色淡苔白滑，脉弱或沉迟无力。

阳虚，就是人们通常所说的"火力不足"。如在寒冷的冬季，一些年老体弱的人，往往容易感觉手足不温，畏寒喜暖，此即阳虚。

养生原则：祛阴祛寒，温补脾肾，因为阳虚者关键在补阳。五脏之中，肾为一身的阳气之根，脾为阳气生化之源，故当着重补之，温阳兼顾调理脾胃。另外要注意慢温慢补，缓缓调理。

1. 精神调养

《黄帝内经》中说："肝气虚则恐"，意思是肝功能差的人，容易恐惧，又指出："心气虚则悲"，这是说心脏功能低下者精神上易出现悲哀的情绪。中医认为，阳虚是气虚的进一步发展，故而阳气不足者常表现出情绪不佳，易于悲哀。因此阳虚者必须加强精神调养，要善于调节自己的情绪，去忧悲、防惊恐、和喜怒、消除不良情绪的影响。

2．日常调理

此种体质多形寒肢冷，喜暖怕凉，耐春夏不耐秋冬，故阳虚体质者尤应注重日常护理，提高身体抵抗力。在夏季可进行日光浴，每次 15～20 分钟。对于年老及体弱之人，夏季不要在外露宿，不要让电扇直吹，禁吹冷风、开空调，亦不要在树荫下停留过久。

加强体育锻炼，因为"动则生阳"，春夏秋冬，每天进行 1～2 次，具体项目因体力而定。宜选择天气和暖、阳光充足时外出锻炼。运动量不要过大，不可大量出汗，日常可自行按摩气海、足三里、涌泉等穴。

3．饮食调养

这是补充人体"火力不足"的重要措施。阳气虚弱之人必须常吃能够补阳的食物。平时应少食生冷黏腻，在盛夏也不要吃太多性味寒凉的食物。

★ 常用补阳食物

狗肉

狗肉营养丰富，含有较多的蛋白质、维生素，味美适口，属大滋大补之品。

中医认为，其性温，味咸、酸。功能：补中益气，温肾助阳。适用于脾肾两虚引起的腰膝冷痛、夜尿多、带下清稀、腹痛泻泄、神疲无力等症。如李时珍说："狗肉能安五脏，轻身益气，宜补肾、胃，暖腰膝，壮气九，补五劳七伤，和血脉等。"

早泄阳痿：用雄狗之干燥阴茎和睾丸，每 10 克煎一服。

慢性疟疾：用黄狗肉煮食。

肾虚耳聋，遗尿：狗肉 500 克，黑豆 60 克，调以盐、姜、五香粉及少量糖，炖烂食之。

肠中积冷：用肥狗肉 250 克，以米、盐、豉等煮粥，频吃。

羊肉

指山羊和绵羊的肉。羊肉的蛋白质含量略高于猪肉，脂肪量少于猪肉，羊肉含钙和铁，其量高于牛肉和猪肉。羊肉的营养结构比猪肉合理，适宜作为滋补食物。古有"人参补气，羊肉补形"之说。

中医认为,其性温,味甘。功能:补虚养血,温中暖肾。适用于脾胃虚寒之食少、浮肿、产后体弱、贫血、阳痿、早泄、形寒肢冷等。对产妇有利,孙思邈说:"止痛、利产妇",王士雄说:"利胎产"。

阳痿:肥羊肉 500 克,蒸熟或煮熟,加姜、蒜、酱油、盐等调料食用。

病后、产后肢冷,气短:羊肉 500 克,生姜 25 克,在锅内煮烂后,再加牛奶半碗、食盐少许,煮沸即可。

产后腹中绞痛:当归 15 克,生姜 10 克,羊肉 250 克,煮汤食。

羊肉不宜与荞麦、南瓜同食。有外感热病、疮疡及热性体质者慎食。

问:什么是肠中积冷?

答:肠中积冷是指肠中有寒,常见症状是大便清稀。

鹿肉

鹿肉含粗蛋白、粗脂肪等。

中医认为,其味甘、性温。功能:补五脏,调血脉。适用于虚劳羸瘦,产后无乳。

阳痿,畏寒:鹿肉、核桃仁,加入盐调味,煮汤食用。

产后无乳:鹿肉 100 克,洗,切,用 3 碗水煮,入五味,任意食之。

羊肾

羊肾即羊腰子。中医认为,其性温、味甘。功能:补肾气,益精髓。适用于肾虚劳损、腰脊疼痛、膝痿弱、耳聋、消渴、阳痿、尿频等症。

下焦虚冷,阳事不行:羊肾 1 个,煮熟,和乳粉 20 克,空腹食之。

肾虚,腰膝无力:羊肾 1 个,去脂膜,切片,加大米 100 克煮粥,调味食之。

刀豆

中医认为,刀豆性温,味甘。功能:温中下气,益肾补元。适用于虚寒呃逆、肾虚腰痛、小儿疝气等症。

小儿疝气:刀豆研粉,每次 5 克,开水送服。

韭菜

韭菜是我国特有的一种蔬菜。

韭菜古称起阳草，可知有疗疾作用。其根为韭根，种子称为韭菜籽，扁平的绿叶称为韭菜。三者同属辛温之品。

中医学认为，韭菜叶根有兴奋、散瘀、活血、止血、止泻、补中、通络、消炎等功效。适用于跌打损伤、噎膈、肠炎、吐血、鼻衄、胸痛等症。韭菜籽有固精、助阳、补肾、暖腰膝的功能，适用于阳痿、早泄、遗精、多尿等症。

韭菜只能熟食，不宜生食，消化不良和有肠胃病者慎食。因其性温，故酒后和有热证的人也应慎用。

茴香

茴香又名香丝菜。《调疾饮食辨》中说："茴粗茎丝叶，嫩时可为蔬，气香而不窜，味辛而不烈，佳品也。"本品为春夏蔬菜，一般多做馅食用，含有挥发油、纤维素等。

中医认为，其性温，味甘、辛，为温里健肾养生食品，适用于寒性体质，胃弱食少者。《食疗本草》说："肾气冲胁，如刀刺痛，喘息不得，生捣茴香茎叶汁一合（即 100 毫升），投热酒一合服之。甚理小肠气。"

小茴香：作调味品供食，为五香粉原料之一。功能：和胃理气，温肾散寒，适用于腰痛怕冷、小便频多及带下清稀者食用。

胃冷痛：小茴香 10 克，红糖 25 克，文火煮后服。

黄鳝

中医认为，其性温，味甘。功能：补虚损，强筋骨，祛风湿。适用于气血虚弱、形体瘦弱及老年体虚等。

痨伤羸瘦：用鳝鱼、五花肉各半，调味炖食。

虚劳咳嗽：鳝鱼 250 克，冬虫夏草 15 克，调味炖食。

风寒湿痹：黄鳝 1 条，入酒炖食。

妇女乳房肿核痛：鳝鱼皮烧灰，空腹以暖酒调下，每次 3 克。

黑鱼

中医认为，其性寒味甘，功能补脾利水，强阳益阴。《本草求新》说："补心养阴，澄清肾水，解毒去热。"

水肿：黑鱼 1 条，加葱白、冬瓜煮食。

风疮顽癣：黑鱼 1 条剖净，填以苍耳子叶 15 克，再以苍耳子垫入锅内，将鱼放入碗内蒸熟，食鱼肉。

肺结核：黑鱼1条，姜3片，枣3枚同煮食。每3天吃1次。

鲅鱼

中医认为，其性热，味甘。功能：温中壮阳。适用于脾肾虚寒诸症，如阳痿早泄、脘腹冷痛、腰痛诸症。

肾虚腰痛：将鲅鱼、核桃带壳6枚同煮食，稍加作料。

阳痿早泄：鲅鱼、酒糟同煮食。

阴虚火旺或内有实热者慎用。

虾

中医认为，其性温，味甘、咸。功能：补肾壮阳，滋阴健胃。凡肾虚阳痿、小便频数者，可作食疗补品。常食可健身强力，还可下乳。

无乳：用鲜虾500克，取净肉捣烂，黄酒热服，少时乳至。再用猪蹄汤饮之，每日数次，其乳如泉。

阳痿：鲜海虾250克，米酒中浸5～10分钟，取出，炒熟调味食之。

腰脚无力，盗汗：韭菜250克，虾400克，盐、葱、姜、黄酒、植物油各适量。炒熟佐膳。

本品性属发物，多食易发风动疾，生食尤甚。阴虚火旺、皮肤过敏者不宜食用。

核桃

核桃又名胡桃。因其原产于西域，张骞出使西域后核桃才传入中原。核桃仁的营养价值很高，尤其是核桃脂肪中含有一种叶红素，对人体的生长发育及健康具有明显的促进和保护作用。核桃油为高级植物油，油中含有大量易被人体吸收的不饱和脂肪酸，油色黄绿清澈，气味醇正芳香，是老年人、妇女、儿童及高血压病患者及胆固醇偏高者的理想食用油。

问：什么是内有实热？

答：内有实热指内有火邪如便干，口渴咽痛。

中医认为，其性温，味甘。功能：顺气养血，补肾助阳，温肠润肺，止咳化痰，消积解毒。适用于肾虚阳衰、腰痛酸楚、虚寒喘咳、便秘、结石、十二指肠疾病等。

身体虚弱，常见头晕、失眠、健忘、无力等症：每天早、晚吃 1～2 个核桃仁，可治疗与保健。

便秘：核桃仁 60 克，黑芝麻 30 克一起捣烂，每早服 1 匙，用温开水送下。

腰痛：用核桃肉 60 克，切细，注以热烧酒，加红糖调饮。

尿道结石：核桃仁、冰糖、香油各取 120 克，将核桃仁用香油炸酥，再用糖和油将其调成糊状，每 4 小时服 1 汤匙，久之其石可下。

咳喘病加重：每晚临睡前剥几个核桃仁，不要去掉仁上薄衣，切 1 片姜同放嘴里慢慢细嚼，徐徐咽下。

栗子

中医认为，其性温，味甘，具有养胃健脾、补肾壮腰、强筋活血等功效。适用于因肾虚所引起的腰膝酸软、腰脚不利、小便量多等。对脾胃虚寒所引起的慢性腹泻及外伤骨折、瘀血肿痛、筋骨痛等症亦有疗效。

小儿腹泻：栗子去壳，磨成粉，煮如糊，加白糖适量，喂食。

老年肾虚，腰酸脚弱：每天早、晚各吃风干生栗 7 个，细嚼成浆缓咽。也可用鲜栗子 30 克，置火堆中煨熟吃，每天早、晚各 1 次。

老年慢性气管炎：鲜栗子 60 克，猪瘦肉适量，生姜数片，炖食，每天 1 次。也可用生栗子，每次 5 个，早、晚各 1 次，连吃半月。

李时珍介绍吃栗子法："以袋盛生栗，悬挂，每晨吃十余颗，随后喝猪肾粥助之，久必强健。"

栗子无论蒸煮煨炒，均甜香味美，磨粉作羹，亦为上品。但是，栗子生吃不容易消化，熟食过多又会滞气，因而消化不良、脾虚者，湿热重者，应慎食。

花椒

中医认为，其性热，味辛。功能：温中散寒，止痛，燥湿，杀虫。适于脾胃阴寒、久居寒湿环境及食欲不振者食用。

妇女经寒疼痛及积食停饮：花椒粉 3 克，粳米 100 克，先以米煮粥，粥成入葱、姜、盐稍煮，调入花椒粉进食。

痔漏脱肛：每日空腹嚼花椒 3 克，凉水送下，3～5 次可收。

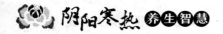

胡椒

胡椒内含胡椒辣碱、胡椒辣脂碱及挥发油等。

中医认为，其性热，味辛。功能：健胃和中，散寒止痛，适用于胃寒疼痛、宿食不消、呕秽吐食、冻疮等症。

胃痛：胡椒7粒，大枣3个，去核共煮，吃枣喝汤，每日1剂。

肾炎：白胡椒7粒，鲜鸡蛋1个，鸡蛋钻小孔，装胡椒于内，面粉封口，外以湿纸包裹，蒸熟，吃蛋和胡椒。

★ 常用补阳药膳

鹿茸炖羊肾

原料：羊肾1对，鹿茸5克，菟丝子15克，小茴香9克。精盐、料酒、葱、姜、生油各适量。

制作：将鹿茸润透切片，烘干碾成末。菟丝子、小茴香装入纱布袋中。葱、姜拍破。羊肾剖开，去臊膜，洗净切片，入油锅煸一下。药袋、葱、姜、料酒、盐同入锅中，注入清水。用武火烧沸，撇去浮沫，改文火炖至羊肾熟。拣去药包、葱、姜，撒入鹿茸粉，烧沸，用盐、胡椒粉调味即成。

功效：鹿茸味甘、咸，性温，可壮元阳，补气血，益精髓，强筋骨。羊肾补肾气，益精髓。加用温肾助阳之小茴香、菟丝子，可温补肾阳，益精填髓。适用于肾阳不足而致的阳痿、遗精、尿频者。阴虚火旺者慎用。

黄芪羊肚汤

原料：羊肚1个，黄芪25克，黑豆50克，精盐、胡椒粉、羊肉汤各适量。

制作：羊肚洗净切丝，黄芪润透切片，黑豆去杂洗净。

将羊肚、黄芪、黑豆、盐同入锅中，注入羊肉汤适量，共煮至羊肚熟烂，调味即成。

功效：黄芪味甘，性微温，可补气升阳，益卫固表，托毒生肌，利水退肿。羊肚能补虚健脾胃，《千金食治》说："主胃反，治虚羸、小便频数，止虚汗。"黑豆能活血，利水，祛风解毒。适于体虚多汗、小便频数者。

羊睾汤

原料：新鲜羊睾1对，猪骨汤、精盐、胡椒粉、葱、姜、芫荽、肉汤各适量。

制作：羊睾去筋膜，切成薄片。锅置旺火上，倒入肉汤并加胡椒粉、葱白、姜末、盐等煮开放入羊睾片煮 5 分钟，撒上芫荽末即成。

功效：羊睾具有补肾壮阳、益精髓之功效。适用于肾虚、阳痿、遗精、早泄者。

回春补益酒

原料：仙茅、淫羊藿、南五加皮各 240 克，酒 1500 毫升。

制作：先以淫羊藿浸酒，贮存 21 日后，启封滤去渣，挤净，再以此药酒浸透仙茅和五加皮（仙茅要在前一日用米泔泡一宿，再浸酒，以除其毒气）21 日，每日饮 1 杯。

功效：补肾固精，利行房事，尤适用于肾气不足而致性欲低下者饮用。

枸杞豉汁粥

原料：枸杞子 50 克，豉汁 50 毫升，粳米 100 克。

制作：先煮枸杞子去渣取汁，再入粳米煮粥，待熟，下豉汁，搅拌至沸。随意食用。

功效：补益肝肾，和养胃气，适用于体虚久病，房事衰弱。

莲子茯苓散

原料：茯苓、莲子各 90 克。

制作：二味共研粉。每次服 15 克，每日 2 次。在每两餐之间空腹时用温开水送服。

功效：补益脾肾，固精安神，适用于神经性衰弱、遗精、阳痿等。

二仙烧羊肉

原料：仙茅 15 克，淫羊藿 15 克，生姜 15 克，羊肉 250 克，调料适量。

制作：前三味装布袋中，扎口。羊肉切片，同药袋共煮至羊肉熟烂，去药袋，加盐、味精调味。食肉饮汤。每日 2 次。

功效：补肾阳，适用于肾阳不足所致性功能低下。

狗肉汤

原料：带骨狗肉 1000 克，鸡蛋 2 个，芝麻 25 克，香菜末 50 克，精盐、酱油、胡椒粉、辣椒面、麻油、葱丝、姜末、味精各适量。

制作：芝麻洗净，炒熟，擀碎。鸡蛋磕入碗内。狗肉用凉水泡 2 小时，捞出剁成大块，用水洗净，放入锅内，加水将狗肉块煮熟。撇出浮油，将骨头拆出，狗肉撕成细丝，放入盆内，再放入芝麻面、葱丝、胡椒面、辣椒面、姜末、麻油、味精、酱油、精盐，拌匀，腌10分钟，然后抓入碗中，放上香菜末。将狗肉汤烧开，锅离火，甩入鸡蛋汁，蛋片浮起时浇在狗肉丝碗内即可。

功效:适于五脏虚损、阳痿遗精者。缺铁性贫血者可将其作为辅助性治疗食品。

五色牛尾汤

原料:熟牛尾肉500克，土豆100克，水发冬菇50克，西红柿70克，火腿50克，鸡蛋3个，精盐、味精、胡椒粉、葱白、黄油、麻油、高汤各适量。

制作:将牛尾肉切成2厘米见方的丁。鸡蛋煮熟剥去蛋壳，将蛋白、蛋黄各切为蚕豆大小的丁。火腿切碎丁。土豆煮熟去皮切碎丁。冬菇切丁。将黄油放锅中化开烧热，下葱炝锅，放入各种丁，加盐炒几下，注入高汤烧沸，撇去浮沫，用味精、胡椒粉调味，下入去皮切匀的西红柿丁烧一会儿，淋上麻油即成。

功效:本汤菜补肾强筋，益气补血和胃，健脾，养心安神。

双鞭壮阳汤

原料:牛鞭1000克，狗鞭100克，羊肉1000克，菟丝子100克，肉苁蓉60克，枸杞子100克，肥母鸡肉500克，猪油30毫升，料酒、花椒、生姜、葱白、精盐各适量。

制作:牛鞭先用温水反复浸泡，发涨后去表皮，顺尿道对剖成两块，用清水洗净，再以冷水漂30分钟。狗鞭用油砂炒炮，温水浸泡30分钟，刷洗洁净。菟丝子、肉苁蓉、枸杞子用纱布包装好。羊肉洗净后，再入沸水锅内焯去血水，捞入冷水内漂洗待用。生姜、葱白洗净切片、切段。牛鞭、狗鞭、羊肉共置锅中烧开，撇去浮沫，放入花椒、姜、葱、料酒、母鸡肉，烧沸后，改用小火煮至六成熟时，用洁净纱布滤去花椒、姜、葱，再将药包放入汤中同时煨炖，至牛鞭、狗鞭熟烂时，同羊肉一起取出，牛鞭切成3厘米长条，狗鞭切成1厘米长条，羊肉切片。鸡肉捞出他用。把切好的肉分装碗内，再将原汤加入碗内，加盐、猪油调味即成。

功效:此汤菜暖肾壮阳，补精益髓。适于肾阳不足、精血亏损、早泄、遗精、阳痿而致形寒肢冷者及妇人宫寒不孕、小腹冷痛食用。

问:什么是养心安神?

答:为治疗阴虚而心神不安宁的方法。心血如亏损，有心悸、易惊、健忘、精神恍惚、睡眠不安、遗精、便秘、脉细数等症状，可用柏子养心丸。

参杞羊头

原料：党参 18 克，枸杞子 10 克，陈皮 10 克，淮山药 24 克，羊头 4000 克，火腿 30 克，精盐、味精、羊肉汤各适量。

制作：将党参、淮山药分别洗净后闷软切片。枸杞子拣净杂质待用。羊头皮面用火燎去绒毛后，放入温水内刮净毛杂，砍成四瓣，取出羊脑，洗净血水，放锅内加水煮熟，取出洗净，再入锅内加清水，放入陈皮、火腿，用旺火烧开，撇去浮沫、浮油，移至小火上，炖至烂熟，将羊头取出拆骨后切成长方块。将火腿取出切成片，放入盘子内，下入切成块的羊头肉，党参、淮山药、枸杞子洗净放在上面，加入羊肉汤，加盖上笼蒸 1 小时左右取出，用盐、味精调味即成。

功效：本汤菜补气养血，益肾健脾，适用于脾胃虚弱、内寒腹泻、体虚消瘦、眩晕耳鸣者。

羊肉补阳汤

原料：羊肉 500 克，羊脊骨 1 具，山药 50 克，肉苁蓉 20 克，核桃仁 10 克，粳米 100 克，葱、姜、花椒、八角、食盐、胡椒粉、料酒各适量。

制作：将羊脊骨剁成数节，用清水洗净。羊肉洗净后，余去血水，切成 4～5 厘米厚的条状块，将生姜、葱拍破。将羊肉、羊骨、山药、肉苁蓉、桃核仁、粳米一同放入锅内，注入清水适量，武火烧沸，撇去浮沫；然后放入葱、姜、花椒、八角及料酒，移文火上继续煮，炖至肉烂为止。将肉、汤出锅装碗，加胡椒粉、食盐调好味即可。

功效：补益阳气，壮肾健脾。适用于阳气虚引起的面黄肌瘦、畏寒肢冷、腰膝酸痛、阳痿早泄、尿频腹泻等症。

核桃酪

原料：核桃仁 150 克，大枣 50 克，大米 60 克，白糖 250 克。

制作：核桃仁用开水稍泡片刻，剥去外皮，用刀切碎，用清水泡上。将大米淘洗干净后和核桃仁泡在一起。大枣洗净、去核，上蒸笼蒸熟后取出，和核桃仁泡在一起。将核桃仁、大米、大枣一同磨成细浆，用干净纱布过滤去渣。将锅置火上，注入清水，把核桃仁浆倒入锅内，并搅动。在即将烧开时，加入白糖，待煮熟后，装碗即成。

功效：补肾壮阳，益气和中。此甜点适用于腰膝冷痛、小便频数、神疲乏力、畏寒肢冷、阳痿遗精等症。

> **问**：什么叫血肉有情之品？
>
> **答**：血肉有情之品指较滋腻的食物或药物，不易消化，但较滋补，如动物性药物与食物。
>
> **问**：什么是五心烦热？
>
> **答**：五心烦热，指手心、脚心，还有心中热，心烦，是阴虚之因。
>
> **问**：什么是健脾？
>
> **答**：或谓补脾、益脾。即便全消化器官，恢复消化及吸收功能。脾虚者多脸色苍白、疲劳倦怠、食欲不振、胃痛等。可用党参、白术、茯苓、山药、薏苡仁等。

苁蓉炖猪心

原料：猪心 1 具，肉苁蓉 50 克，柏子仁 30 克，核桃仁 30 克，葱、姜、食盐、料酒、味精各适量。

制作：将猪心去油脂，洗净血水。将猪心、肉苁蓉、柏子仁、核桃仁、葱、姜、料酒一同放入锅内，武火烧沸，撇去浮沫，改用文火炖至猪心熟烂即可。放入味精、食盐调味，饮汤食肉。

功效：补益阳气，养心安神。适用于心阳虚引起的面色苍白、畏寒肢冷、神倦自汗、心痛胸闷、体虚乏力等症的补益。

4. 药物养生

中医学认为，阳虚当补阳。常用的补阳中药很多，如鹿茸、肉苁蓉、巴戟天、杜仲、肉桂等。现将它们的主要作用和用法介绍如下。

★ 常用补阳中药

红景天

本品为近年新发现的高山植物，生长在海拔 1800 ～ 2500 米高寒无污染地带，属景天科植物，有"高山人参"之美称，是"全能性"新型药物，具有如下功效。

红景天苷及红景天浸膏有益智强身作用，可提高机体对各种有害刺激的防护能力，在人体疲劳时作用尤为明显。

有助机体提高抗缺氧能力，并有强心作用。

有类似人参对大脑和脊髓功能的抚慰作用。

其制剂可协调机体能量代谢，使已趋衰竭的肌肉恢复代谢活动，提高核糖核酸的含量和促进三磷腺苷的合成。

可调节肾上腺皮质功能，使垂体—肾上腺系统功能紊乱转为正常。

有类似雌激素样的作用，并能促进卵子的形成和为受精卵着床创造条件。

目前，我国已制成红景天营养液。经常饮用有延缓衰老、消除疲劳、增强机体免疫力、改善睡眠、提高记忆力等效果。

鹿茸

本品为雄性的梅花鹿或马鹿头上尚未骨化而带茸毛的幼角，是贵重补药。是血肉有情之品，既能温补肾阳，又能补益精血，温而不燥，能治疗多种病症。《神农本草经》载："益气强志，生齿不老"，《本草纲目》说："生精补髓，养血益阳，强筋健骨。"常服本品有健身防病，抗衰老之效。小儿发育不良、成人经常疲劳、尿频尿多、崩漏、贫血、低血压、心力不足者可经常服用。但盗汗、五心烦热、口燥咽干、目赤或牙龈肿痛、大便干燥之阴虚火旺者忌用。

本品不宜煎，宜研末吞服，或入丸、散中配用。冲服时，每日服 1～3 克。

肉苁蓉

本品为列当科多年生寄生草本植物，以其肥厚的肉质茎入药。其味咸、甘，性温，能入肾经血分，补肾助火，益精血，强筋骨，用于治疗肾虚阳痿、遗精早泄、女子不孕，以及肝肾不足所引起的筋骨痿软、腰膝冷痛等症。还能滋阴润燥，滑肠通便，用于治疗老年虚弱及病后、产后血虚，或津液不足、肠燥便秘等症。

新鲜的肉苁蓉含有丰富的营养，能像水果一样生吃，又可作蔬菜调汤。

本品自古就是一味贵重药材，素有"沙漠人参"之美誉。肉苁蓉一直是天然野生品，尚无成功的人工栽培，产量不断下降，因此也越来越贵重。

杜仲

本品系杜仲科植物杜仲属的落叶乔木，是一味名贵中药材。其味甘、微辛，性温，功能为补肝肾，壮筋骨，安胎，降血压。适用于腰膝酸痛、筋骨痿弱、阳痿、尿频、

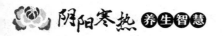

胎漏欲堕、阴下湿痒等症。近来还用于治疗高血压、小儿麻痹后遗症等。

《神农本草经》列杜仲为上品，认为其有"补中益气，强志，坚筋骨，久服轻身耐老"等功能。据药理分析，杜仲含杜仲胶、杜仲醇、杜仲苷等成分，其中精脂醇二葡萄苷为降低血压的主要有效成分。此外，还含有多种有机酸及锌等微量元素。其主要药理作用如下。

有降压作用。杜仲煎剂对动物有持久的降压作用。

有增强机体免疫功能的作用。动物实验表明，其水煎液能激活单核巨噬细胞系统和腹腔巨噬系统的吞噬活性，增强机体的非特异性免疫功能。

具有兴奋垂体 - 肾上腺皮质系统、增强肾上腺皮质功能的作用。

有镇静催眠作用。

有利尿作用。

有抑制结核杆菌的作用。

有科学家发现杜仲有较强的增进和维护健康的作用，其成分可在微重力环境条件下抗人体肌肉和骨骼老化。现已开发出"杜仲保健茶""杜仲晶""杜仲饮料"等营养品。

菟丝子

本品是旋花科植物菟丝子或大菟丝子的种子，味辛、甘，性平。有补肾益精，养肝明目，乌发悦颜，轻身益寿作用。《神农本草经》将其列为上品，称其"主续绝伤，补不足，益气力，肥健人"。《名医别录》说："久服明目轻身延年。"菟丝子尚能安胎，也是孕期保健药。

沙苑子

本品以豆科扁茎黄芪的成熟种子入药。其味甘，性温，虽为补阳之品，而重在补肾固精，养肝明目。据临床证实，沙苑子有强壮和保肝作用，久服能增神益智，补虚明目，强身延寿。而对虚性目疾尤为必用之品。

水煎内服，每剂量6～9克，多者可用至30克。或入丸、散。但阳强易举者忌用。

怀牛膝

本品以苋科植物怀牛膝的根入药，性平，味甘、苦、酸，能补益肝肾，舒筋活血，强壮筋骨。《名医别录》说它有"止发白"的作用。临床上亦可引药下行，作为治疗身体下部疾病的引经药。平时常服怀牛膝，可通畅血脉，强健筋骨，祛病延年。

本品用量为 1.5 ～ 9 克，但滑精、溏泄者及孕妇忌用。

芡实

本品以睡莲科植物芡的成熟种仁入药。味甘、涩，性平。有健脾养胃、益肾固精的作用。《神农本草经》说：“补中，益精气，强志，令人耳目聪明，久服轻身不饥耐老。”煎服，9 ～ 15 克。

覆盆子

本品以蔷薇科植物掌叶覆盆子的未成熟果实入药，味酸甘，性微温，能滋补肝肾，固精缩尿，对肝肾不足而致的两目昏花、视力减弱及肾虚不能摄固的遗精、滑精、早泄、遗尿、小便余沥、频数均有较好疗效。由于本品性平和，既可补阴，又能补阳，强肾而无燥热之偏，固精而无凝涩之弊，确为滋补强壮、乌发明目、润泽肌肤、抗老防衰之良药。《名医别录》说：“主益气轻身，令发不白。”《开宝本草》说：“补虚续绝，强阴健阳，悦泽肌肤，安和脏腑，温中益力，疗劳损风虚，补阴明目。”

用量 5 ～ 9 克。但小便不利、尿道涩痛及性功能亢奋者忌用。

蛤蚧

本品以壁虎科动物蛤蚧除去内脏的干品入药，用时去头足。味咸，性平，功能补肺定喘，益肾助阳。若只取蛤蚧尾部药用，则称为“蛤蚧尾”。古人以为其药“力在尾，尾不全者无效”。入药以体大，肥胖，尾全，不破碎者为佳。

蛤蚧是一味重要的补肾益肺药。《本草纲目》说：“蛤蚧补肺气，定喘止咳，功同人参；益阴血，助精扶羸，功同羊肉。”

海狗肾

本品为雄性海狗的外生殖器，药用其阴茎及睾丸。功能是补肾壮阳，益肾固精，适用于肾虚所致的阳痿，或举而不坚，坚而不久。或用于滑精、精冷、腰膝冷痛或酸软等症。若水煎，每剂量 4 ～ 9 克。

鹿鞭

本品为鹿的雄性外生殖器，功能补肾壮阳，益肾暖宫。适用于治疗肾阳虚所致的阳痿、腰膝酸痛、耳鸣、妇女宫寒不孕等症。使用时，将鹿鞭洗净，温水浸润，切片，干燥；再将药片放入炒热的砂子炒至松泡，取出研末。若水煎，每剂量9～15克。

补骨脂

本品以豆科植物补骨脂的果实入药，味辛、苦，性温。功能温肾壮阳，固精缩尿，温脾止泻。是脾肾阳虚、下元不固的要药之一。《本草纲目》说："通命门，暖丹田，敛精神。"有研究表明，补骨脂有促进精神健康的生理活性。

内服，每剂量3～9克，或酒浸饮用。阴虚有火，大便燥结者忌用。

★ 常用补阳方

方一：首乌、小茴香、花椒（炒）、川楝子（取肉）、牡蛎（煨）、白姜（炮）各50克，苍术（泔浸一宿）、香附各100克。

共为细末，酒煮面糊和丸，如梧桐子大，每服30丸，空心用盐汤送下。

本方出自明代方贤所著的《奇效良方》。原方说："能调荣卫壮元阳，元阳壮后精神爽，久服令人寿命长。"

方二：仙茅、茯苓、山药、石菖蒲（九节者）各50克。

上药中仙茅一件不犯铁器。并锉，以酒拌匀于饭上蒸，以饭熟为度，以枣肉和丸，如梧桐子大。每服50丸，空心汤酒送下。

本方出自《类编朱氏集验方》。原文说："本方大补益，壮元阳，久服延年益寿。"

方三：鹿霜、鹿胶、菟丝子（酒浸二日、蒸焙干为末）、柏子仁（去壳另研）、熟地黄（酒浸二日焙干为末）各500克。

上药共为细末，先将鹿胶用无灰酒于瓷器内慢火化开，将胶酒煮糊和丸，药杵二千下，丸如梧桐子大。每服50丸，空心盐汤送下或酒下亦可。

本方出自《摄生众妙方》。原文说："此药理百病，养五脏，补精髓，壮筋骨，益心志，安魂魄，令人驻颜轻身，延年益寿。"

方四：生羊肾1枚，沙苑、蒺藜、仙茅、桂圆肉、淫羊藿、薏苡仁各120克，酒2000毫升。

仙茅用米泔浸一宿，再与诸药和酒同装于大口瓶内，密封40天后饮用。每次1杯。

本方添精补髓，乌须黑发，壮腰健肾，补气养血，种子延龄。

问：什么叫不犯铁器？

答：不犯铁器，指不用铁器制药。

问：是不是体质不同，常生的病也不同？

答：人为什么会体质各有不同，是因为脏腑功能不平衡，阴阳气血不平衡。不同体质的人，如果不注意自己体质的特点，就会生不同的病。肺虚的人和脾虚的人日常常患的病往往不一样。比如一对老夫妻，老太太年轻时就怕冷，手足凉，不能吃凉寒食物。老先生从年轻时就怕热，火气大，爱发脾气，性子急。后来他们年龄大了都得了糖尿病，看西医吃相同的药。老先生就发展快，又得了高血压，糖尿病眼病，现在几近失明。可见不同体质的人即使得相同的病发展也不一样。

方五：薯蓣、杏仁（汤浸去皮）各 1000 克，生牛奶 3000 毫升。

研烂杏仁，入牛奶绞取汁，以杏仁尽为度。后取薯蓣相合，都入新瓷瓶盛之，密封口，安于炖锅中，以滚热水蒸透。每日空心以温酒调 1 匙服之。

本方出自《奇效良方》。原文说："治腰脚疼痛，腹内一切冷病，服之令人肥白，颜色悦泽，身体轻捷，骨髓坚牢，行及奔马。久服可通仙矣。"

问：什么是中药的君、臣、佐、使？

答：中药组成一个方剂，不是把各种药物简单地堆砌，也不是单纯地将药效相加，而是在辨证的基础上选择药物，规定剂量，按一定规律组合成方，这种制方原则，中医归纳为君臣佐使。君药是指一方中的主药，它是针对主证、主因，在一方中，起主要治疗作用的药物。臣药是指一方中的辅药，它是方中协助主药加强治疗作用的药物。佐药是指一方中协助主药治疗次要证的药物。使药是指供臣药驱使的药物如升提诸药上行或导引诸药下行之药。

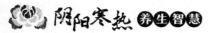

二、阴虚体质养生法

阴，是指阴精，精为真阴，是化生元气的基本物质。精盈则生命力强，不但能适应四时气候的变化，抗御外邪的侵袭，而且还能延迟衰老；精亏则生命力减弱，抵御外邪的能力减退，而诸病所由生，机体易衰老。

所谓阴虚，主要是指濡养人体的物质缺乏。临床表现为：面红潮热，体瘦，五心烦热，口干咽燥，盗汗遗精，疲乏，眩晕，心悸，失眠，舌上少苔，脉细数。

养生原则：补阴清热，滋养肝肾，阴虚体质者关键在补阴；五脏之中，肝藏血，肾藏精，同居下焦，所以，以滋养肝肾二脏为要。

1. 精神调养

此体质之人性情较急躁，常常心烦易怒，这是阴虚火旺之故，故应遵循《黄帝内经》中"恬淡虚无""精神内守"之养神大法。平素在工作中，对非原则性问题，少与人争，以减少激怒；控制野心与欲念，少参与争胜负的竞争活动。

2. 日常调理

此种人形多瘦少，而瘦人多火，常手足心热，口咽干燥，畏热喜凉，冬寒易过，夏热难受，故在炎热的夏季应注意避暑。阴虚者应保证充足睡眠以藏养阴气。避免工作紧张、剧烈运动、熬夜暑热。

要节制性欲，因为精属阴，阴虚者首当护阴，而性生活太过可伤精即伤阴，因此必须节制性生活。

3. 饮食调养

阴虚当补阴。常用的能够补阴的食物和药膳很多。这些食物性味多甘寒，皆有滋补阴气的功效，阴虚火旺的人，应少吃辛辣之品。

★ 常用补阴食物

甘蔗

中医认为，其性寒，味甘，具有滋阴润燥、和胃止呕、清热解毒之作用。适用于热病伤津、咽干口渴、小便不利、虚热咳嗽等症。

大便燥结：用青皮甘蔗榨汁 1 杯，与蜂蜜 1 杯混匀，每天早、晚空腹饮服。

暑热烦渴：每天嚼食去皮甘蔗，服其汁，或饮 1 ～ 3 次甘蔗汁。

虚热咳嗽，口干，涕唾：取甘蔗汁 50 毫升，加洁净粳米 60 ～ 100 克，添水适量煎服，润心养肺。

妇女崩漏口干：用甘蔗头 45 厘米，洗净切碎，配乌枣 60 克，加水煎汤代茶饮服。

妊娠反胃呕吐：取甘蔗汁半杯，加入生姜汁 2 ～ 5 滴调匀，1 次服完。

慢性咽喉炎：将去皮甘蔗切碎，配荸荠和茅根各适量，加水煎汤，代茶饮服。由于甘蔗性寒，脾胃虚寒、胃腹疼痛者慎用。

> **问**：什么叫清热解毒？
>
> **答**：在此所指的毒仅限于因火热旺盛所起之热毒（或称火毒）而言。用清热邪及解热毒之药可治里热炽盛的热性病、痈疮、疖肿疔毒、斑疹等。常用的药物有金银花、连翘、蒲公英等。

松子

中医认为，其性微温，味甘，功能益气润肠，滋阴养液。适用于肺燥咳嗽、肠燥便秘、肝肾阴虚之头晕目眩、口干咽燥以及皮肤干枯等症。

肺燥咳嗽：松子仁 30 克，核桃仁 60 克，研膏，和熟蜜 15 克收之。饭后用热开水送服，每次服 6 克。

抗衰老：松子仁，量不拘多少，捣如膏，贮于器皿中，每次服鸡蛋大小，每日服 3 次，能滋阴润五脏，补不足。

桃

鲜桃属营养保健型水果。我国古代称佛桃为"寿桃"，蟠桃为"仙桃"，常作贡果或赠品，认为"观之赏心悦目，食之益寿延年"。民间广泛流传"桃养人"之说。

中医认为，其性温，味甘、酸，功能补中益气，养阴生津，润肠通便。适用于气血亏虚、面黄肌瘦、心悸气短、便秘、闭经、瘀血肿痛等病症。桃的果仁是常用的中药，它能活血行瘀，滑肠通便。适用于瘀血腹痛、跌打损伤、血燥便秘等症。

闭经，痛经：桃仁、红花、川芎各10克，水煎服。

便秘：桃仁、大黄各10克，大麻仁、郁李仁各15克，水煎服。

桃子一般鲜食或作脯食。因其有缓和的活血化瘀作用，故妇女经期时宜食。尤其是少女在月经初潮后一段时间，往往月经尚未正常来潮，可多吃桃或桃脯。对因过食生冷而引起痛经者更宜。

乌贼

中医认为，其性微温，味甘、咸，功能养血滋阴，补心通脉，温经止带。适用于体虚、月经不调、带下淋漓、产后乳汁不足、贫血。

白带：乌贼2个，猪瘦肉250克，食盐少许，同煮食，每日1次，连服5日。

经闭：鲜乌贼肉100克，切块，当归30克，盐、生姜、猪油各适量，加水同煮至肉熟为止，去药，食肉饮汤。

疟疾：用乌贼骨粉3克，白酒或黄酒10毫升，混合后1次服完。一般只须1次，至多3次即能奏效。

胃痛反酸：乌贼蛋5只，海螵蛸9克，同煮食。

龟

龟生于水者称为水龟，生于海者称为海龟。龟肉含蛋白质、脂肪、钙、磷等。

中医认为，其肉味甘、酸，性温，功能滋阴补血。凡久病精血亏虚，久瘫痿弱，虚劳咳嗽、咯血，均可用之。

阴虚体弱，劳损咳嗽：先在锅中加菜油60毫升，再加入切好的龟肉块250克，反复翻炒，烹以黄酒、酱油，加适量水，再下花椒、生姜、葱等调料，用文火煨煮至龟肉熟透。吃肉喝汤。

糖尿病：将去掉肠脏的乌龟1只与玉米须一起放入瓦锅内，加水，慢火炖煮。饮汤吃龟肉。

初期肝硬化：海龟甲加水煮成胶质，服时加少许红糖。

鳖

鳖又名甲鱼、团鱼、水鱼。

中医认为，其性平，味甘，功能滋阴凉血，补肾健骨。适用于阴虚发热，腰膝酸软，头晕遗精。

久疟不愈：团鱼1只，去肝、肠，用猪油炖，入盐少许服。

慢性肾炎：鳖肉，大蒜，调味炖食。

鳖肉为大补阴血养生之佳品，日常食之可大补阴血，益气壮阳，其中以裙边最为滋补。一般认为，不宜与苋菜、鸡蛋同食。孕妇及脾胃阳虚者慎食。

蟹

蟹又分为河蟹和海蟹。

中医认为，其味咸，性寒，有清热、散血滋阴之功能。适用于跌打损伤、筋伤骨折、过敏性皮炎、经久不愈的湿痹、各种肿块、体质虚弱、食欲不振等疾病。

乳痈硬肿：蟹爪9克煎服，或煅研吞服。

咽喉肿痛：用生地黄30克，螃蟹1只，清水适量，煎成1碗，去药渣，除蟹壳，饮汤。

吃蟹要"鲜"，死河蟹绝不可吃。蟹要洗刷干净，蒸熟煮透。食蟹时，要把鳃、胃、肠除净，再佐以食醋、姜末、蒜末等。

此外，有过敏体质的人或食蟹过敏者不能食用，气喘，哮喘，皮肤病，如湿疹、皮炎、荨麻疹，过敏性结肠炎等病人也不宜食用。

海参

《五杂俎》说："其性温补，足敌人参。"

中医认为，其性温，味咸，为补益强壮养生佳品。日常食之可补肾气，益精血，润五脏，强身体。妇女食用能调经，养胎，利产。小儿食之则能促进生长发育。老年人食后能抗衰延年。凡精血亏虚，病后虚弱，消瘦乏力，阳痿遗精，小便频数，肠燥便秘，胃痛吐酸等皆可服用海参。

糖尿病：海参2只，鸡蛋1个，猪胰1具煮服。

再生障碍性贫血：水发海参500克，煮食。

高血压：水发海参50克，冰糖适量，煮熟，空腹服。

小便频数：海参100克，羊肉100克。加调味品，炖熟后饮汤食羊肉、海参。

产后或病后体弱：海参（浸透）、猪瘦肉，共切片煮汤，加盐、姜等调味食之。

血虚：海参、大枣（去核）焙干为末，每服9克，每日2次，温开水送下。

海参不含胆固醇，是防止动脉硬化的佳肴。但有滑肠便泄及痰湿内盛者不宜食用。

鲍鱼

本品为鲍鱼科动物杂色鲍的肉，其壳名石决明，是常用中药。

中医认为，其性温，味咸，功能养血柔肝，滋阴清热，益精明目，行痹通络。适用于血枯经闭、血劳体弱、视物模糊诸症。

女子血枯经闭：用鲍鱼2只，葱2茎，炖食。

肺痨咳嗽：鲍鱼肉、净瘦肉，调味炖食。

胃溃疡：鲍鱼、蒜头、猪肚，调味炖食。

糖尿病：干鲍鱼30克，鲜萝卜500克，煨汤服食。

蛤蜊

中医认为，其性寒，味甘，功能滋阴，利尿化痰。适用于瘿瘤、痔疮、水肿、痰积等病症。

阴虚盗汗：韭菜100～150克，蛤蜊肉150～200克，水适量煮熟，调味服食。

气虚水肿：大蒜10头捣成泥，入蛤粉适量，和丸如梧桐子大，每次饭前温开水下10丸。

牡蛎

中医认为，其性平，味甘、咸。为滋阴养血养生佳品。日常食之可滋阴养血，补益五脏，养心安神，润泽肌肤。适用于阴血不足、痨病体虚、形体瘦弱、肌肤枯燥以及无病强身者食用。

早期胃癌：牡蛎肉100克，石决明、海浮石、海蒿子、海带、蛤粉、紫菜各15克，水煎服。

眩晕：牡蛎、龙骨各18克，菊花10克，枸杞子12克，何首乌12克，水煎服。

神经痛：净牡蛎肉25克，作菜食之，每日1次，常服有效。

妇女崩漏失血及体虚食少：鲜牡蛎肉250克，猪肉100克，放入开水中同煮，可加少许猪油、盐调味，食肉饮汤。

赤白带：牡蛎、龙骨各 15 克，乌贼骨、樗根白皮、白鸡冠花各 12 克，煎服。

问：什么叫滋阴清热？

答：阴虚发热是先由津血不足，致原有功能无法维持正常引起。即新陈代谢极度旺盛（阳盛阴虚），致津血极度枯竭所致。养阴生津及滋阴清热的常用药物有麦冬、天冬、生地黄、熟地黄、知母、玄参、沙参等。

蚌

中医认为，其性寒，味甘、咸。功能为清热，滋阴，明目，解毒。适用于肝肾阴虚，烦热，消渴，目赤，眩晕诸症。

肝阴亏虚所致眼目昏花：蚌肉 60 克，夏枯草 15 克，决明子 15 克，加水煎汤服。

消渴引饮，头目昏花：鲜蚌肉 250 克，加水适量，文火炖煮，加盐少许调味，食肉饮汤。

痔：蚌肉适量，加葱花、香菇煮服。

海蜇

中医认为，其性平，味咸，功能补心益肺，滋阴化痰，杀虫止痛，开胃润肠，安胎。适用于痰多哮喘、阴虚久咳、痞满积滞、大便燥结等病症。从海蜇中提取的水母素，具有特殊的生理作用，在抗菌、抗病毒，甚至在抗癌方面都有很强的药理效应。

大便燥结：用海蜇 30 克，荸荠 4 枚，煮汤服。

头痛，关节肿痛：海蜇皮外贴痛处。

溃疡病：海蜇、大枣各 500 克，红糖 250 克，浓煎成膏，每日 2 次，每次 1 匙。

鸭肉

鸭肉是滋补妙品。

中医认为，鸭性寒凉，味甘、咸，功能滋阴补虚，利尿消肿。适用于体内有热、上火的人食用，特别是一些低热、虚弱、食少、大便干燥和有水肿的人，食鸭肉最有益。

腹水病：白鸭 1 只，豆豉 250 克同姜、椒入鸭腹中缝合，蒸熟后食之。

阳痿：白鸭 250 克，虾米 15 克，共煮汤食用。

久咳虚喘：老雄鸭 1 只，冬虫夏草 15 克。将虫草放于鸭腹内，加清水适量放瓦锅内隔水炖熟，调味服食。

高血压：鸭 1 只，去毛及内脏，切块，海带 60 克，泡软洗净，加水适量同炖煮，略加食盐调味服食。

《日用本草》："肠风下血人不可食"，《随息居饮食谱》："多食滞气，滑肠，凡为阳虚脾弱，外感未清，痞胀脚气，便泻，肠风皆忌之。"

鸭蛋

中医认为，鸭蛋性凉，味甘，功能滋阴，清肺。适用于阴虚肺燥咳嗽、痰少、咽干及赤白痢疾、鼻衄、头晕胀痛等症。

阴虚肺燥咳嗽：先煮银耳 9 克，后打入鸭蛋 1 只，加适量冰糖食用。

鼻衄，头胀头痛：青壳鸭蛋 10 个，马兰头 250 克，同煮。蛋熟后去壳，再煮至蛋呈乌青色。每日适量，食蛋饮汤。

猪皮

中医认为，其性凉，味甘，功能滋阴清热，适用于皮肤干燥、腰膝酸软、贫血、多种慢性出血病症。

妇女崩漏：猪皮 50～100 克，水煎，加黄酒少许，文火久煮，稀烂后加红糖调服。

血友病：猪皮 1 块，大枣 10～15 枚，同煮至稀烂，每日 1 剂。

注意：有风热痰湿者不宜食。

银耳

中医认为，其性平，味甘淡，功能滋阴润肺，益胃生津。可用于肺虚咳嗽、痰中带血、便秘口渴、虚烦不眠等症。

高血压头晕、高脂血症、动脉硬化：将银耳 9 克泡发后放砂锅内水煎，待成，加冰糖适量饮用。每日 2 次分服，连续服用。

问：肠风是什么？

答：肠风是肠痛的一种，如疼痛、大便失常等。

虚劳咳嗽，咯血，便秘：用银耳 10 克，冰糖适量，文火炖食。

咽痛燥咳：银耳 10 克，蜂蜜适量，炖食。

虚热口渴，大便秘结：银耳 10 克，粳米 100 克，调以冰糖，煮粥食。

银耳滋补不腻，补不峻猛，尤宜养生常食。但有外感病者不宜食用。

★ 常用补阴药膳

冰糖炖月季

原料：鲜月季花 30 克，冰糖 30 克。

制作：月季花冲洗干净，放入碗中，加冰糖、清水，隔水炖约 15 分钟即成。

功效：本品有润肺止咳功效。适用于肺虚久咳，咯血。本品出自《泉州本草》，方名为后补。原方用于"肺虚咳嗽咯血"，为润肺止咳方。此外，本品尚有活血调经功效，还可用于月经不调、痛经等。

蜜蒸百合

原料：白花百合 500 克，蜂蜜 500 克。

制作：百合洗净，脱瓣。浸清水中半小时后捞出。放入碗内，加入蜂蜜，隔水蒸约 1 小时即成，分 10 次服。

功效：本方有滋阴润肺功效。适用于虚火劳嗽，咯血。本方出自《经验广集》。原方名"百合煎"，用于"肺痈"，为滋阴润肺常用方。此外，本方去蜂蜜，加冰糖蒸食，名冰糖蒸百合，效用同上。

本品滋阴润肺，痰热咳嗽者不宜食用。

枸杞头炒鸡蛋

原料：枸杞头 100 克，鸡蛋 2 枚，食盐、味精、素油各适量。

制作：枸杞头择洗干净，鸡蛋打入碗中，加食盐调匀。素油入锅烧至七成热，下入鸡蛋炒成形后倒回碗内。素油入锅烧热，下入枸杞头，略翻炒。加鸡蛋、食盐、味精，翻炒均匀即成。

功效：本方有补肾益精功效。适用于肾虚带下。本方出自《滇南本草》，方名为后补，原方用于"年少妇人白带"，为治疗肾虚带下常用方。本方重在补肾益精，对年少女子，肾气尚未充盈，任督二脉尚未发育成熟所致的带下尤为适宜。此外，本品补肾益精，还可用于肾虚崩漏。

氽蛎黄

原料：鲜蛎黄（牡蛎肉）250 克，乌鸡清汤、食盐各适量。

制作：鲜蛎黄冲洗干净，大的切开备用。鸡清汤倒入锅中烧沸，放入鲜蛎黄、食盐氽熟即成。

功效：本方有滋阴养血功效。适用于久病虚损，月经过多，崩漏。本方出自《本草纲目拾遗》，方名为后补。原方用于"主虚损，妇人血气，调中，解丹毒"，为滋阴养血方。

清蒸茶鲫鱼

原料：鲫鱼 1 条，绿茶 20 克。

制作：鲫鱼去除内脏，保留鱼鳞，冲洗干净，茶叶装入鱼腹内，用纸包裹鱼，放入盘中，上笼锅蒸至熟透即成。

功效：本品有清热生津、补虚止渴功效。适用于消渴多饮。本品出自《治人心绞》，方名为后补，原方用于"消渴饮水"，为治疗消渴常用。本方可用于糖尿病。

荜茇头蹄

原料：羊头 1 个，羊蹄 1 个，荜茇、干姜各 30 克，胡椒、葱白、豆豉、食盐各适量。

制作：羊头、羊蹄去毛洗净，放入大锅中，加清水，煮至半熟，加荜茇、干姜、胡椒、葱白、豆豉、食盐，再用小火炖至极烂即成。

功效：本方有补肾益精功效。适用于五劳七伤。本方出自《千金方》，方名为后补。本方偏于温补。对虚寒劳伤者尤为适宜。宜连续食用一周，原方谓"日一具，七日用七具"。对五劳七伤而偏于热者不宜食用。

鸡子饼

原料：鸡蛋 3 枚，食醋、食盐、面粉各适量。

制作：鸡蛋打入盆中，加食醋、食盐、面粉、清水，调拌均匀，煎饼空腹进食。

功效：本方有滋阴止痢功效。适用于阴虚久痢。本方出自《圣济总录》，为治疗阴虚久痢常用方。本品对湿热痢疾者不宜。

蜜饯黄精

原料：黄精 200 克，蜂蜜 500 毫升，水适量。

制作：干黄精洗净，放在铝锅中，加水适量浸泡透发，再以小火煎煮至熟烂，液干，加入蜂蜜，煮沸。调匀即可。待冷，装瓶备用。

功效：本方有补益精气、强健筋骨之功效。每日食用 3 次，每次 1 汤匙。可治疗小儿下肢痿软无力症。本方出自《闽东本草》，方名为后加。

川贝母酿梨

原料：川贝母 15 克，雪梨 6 个，冬瓜条 100 克，糯米 100 克，冰糖 180 克，白矾适量。

制作：将糯米淘洗干净，蒸成米饭；冬瓜条切成黄豆大颗粒；川贝母打碎；白矾溶化成水。

将雪梨去皮后，由蒂把处下刀切下一块为盖，用小刀挖出梨核，浸没在白矾水内，以防变色。然后将梨在沸水中烫一下，捞出放入凉水中冲凉。再捞出放入碗内，川贝母分成 6 等份，分别装入雪梨中，盖好蒂把，装入碗内，然后上笼，沸水蒸约 50 分钟，即可出笼。

将锅内加清水约 300 毫升，置武火上烧沸后，放入冰糖、糯米饭、冬瓜粒，稍煮一会儿，待梨出笼时，逐个浇在雪梨上即成。

功效：滋阴润肺，化痰止咳。适用于干咳无痰、声音嘶哑、骨蒸潮热、五心烦热、咽干、盗汗、消瘦等症的滋补。

桂圆山药汤圆

原料：桂圆肉 50 克，山药 150 克，糯米粉 250 克，糖 100 克，麦冬 30 克。

制作：将山药蒸熟，剥皮；桂圆肉、麦冬用沸水泡软，同熟山药一同放入大碗内，加入白糖，轻捣成泥状。

将糯米粉揉成软料团，以山药桂圆泥为馅包成汤圆，煮熟即可食用。

功效：滋阴养心。适用于心阴虚之心悸怔忡、失眠多梦、五心烦热、潮热盗汗、咽干颧赤等症的滋补。

虫草炖鸭

原料：鸭子 1 只，冬虫夏草 10 克，猪肉 60 克，火腿 30 克，葱、姜、料酒、奶汤、味精、食盐、花生油各适量。

制作：将鸭子去毛，从背部剖开，取出内脏，敲断颈骨；将火腿切小块，猪肉切大块。

将锅烧热，放花生油及葱、姜，然后放入鸭子爆炒，加入沸水，煨1分钟，捞起，沥去水，去掉葱、姜。

取大汤碗1只，按顺序放入火腿、冬虫夏草、猪肉、鸭子、葱、姜、料酒、食盐及开水，入蒸笼蒸2小时取出，去掉葱、姜。把鸭子去掉胸骨、锁喉骨；撇去汤面浮沫，用纱布将原汤过滤留用。将鸭子放回汤碗内，鸭胸向上，鸭头放在胸上。倒入原汤（连冬虫夏草、猪肉、火腿），并倒入奶汤，再蒸1小时便成。冬虫夏草也可食用，味道鲜美。

功效：滋阴益精，润肺补肾。适用于肺肾阴虚引起的腰膝酸软、耳鸣眼花、发脱齿落、遗精经闭、干咳少痰、咽喉干燥、潮热盗汗、五心烦热等症。

4. 药物养生

中医学认为，阴虚当补阴，常用的补阴中药很多，如黄精、墨旱莲、百合、麦冬、龟甲等，现将它们的主要作用和用法介绍如下。

★ 常用补阴中药

墨旱莲

此物为补阴良药。其味甘、酸，性凉，补益肝肾，凉血止血。《滇南本草》说："固齿，乌须"；《本草纲目》说："乌须发，益肾阴"。临床证明，单用鲜者适量捣敷，对阴血不足、发易脱落者有使黑发易生之效。眉发脱落者，也可涂之。墨旱莲又能凉血止血，故适用于衄血、咳血、尿血、便血等症。每服10～30克，入汤剂，熬膏，捣汁，或入丸、散剂。脾肾虚寒者忌用。

沙参

此物有南、北之分。其中南沙参以桔梗科植物轮叶沙参、杏叶沙参或其他几种同属植物的根入药。北沙参以伞形科植物珊瑚菜的根入药。南沙参体较轻，质松，性味苦寒，能清肺火而益肺阴，兼有风热感冒而肺燥热者可以使用。北沙参体重质坚，性味甘凉，主要用于养阴清肺，生津益胃。

沙参为滋养保健之品，《神农本草经》说其"补中益气"。

百合

药用其肉质鳞茎。其味甘、微苦，性平，具有润肺止咳，清心安神，补虚强身的功效。可治疗体虚肺弱、肺结核、咳嗽、咯血等症。此外，百合还有益气调中的作用。用本品30克配乌药9克名百合汤，可用于治惊悸，安五脏，益气，除风湿痹。久服令人润泽美色，耳目聪明。水煎，每剂量6～12克；研末吞服，每次6克。痰多、便溏、泄泻、呕吐者忌用。

黄精

本品味甘，性平，能补脾润肺，补肾益精，强筋骨，乌须发，抗衰老。 现代药理研究证明，本品能增强心肌收缩力，增加冠状动脉血流量，改善心肌营养，防止动脉粥样硬化及脂肪肝的浸润，并能提高机体免疫力，有促进造血功能、降低血糖等作用。常用于冠心病、动脉硬化、糖尿病、肺结核及病后体弱等病症的预防和康复保健。每服9～15克，入汤、丸、散、膏剂，并可煮粥或煎水外洗。中寒泄泻、痰湿痞满气滞者忌服。

麦冬

《神农本草经》将麦冬列为上品，味甘、微苦，性微寒，能养阴润燥，生津止渴，又能清心除烦。久服轻身不老不饥。临床证明，本品能改善老年人心脏功能，并能消炎、镇咳、祛痰、平喘、利尿。对老年常见的冠心病、心绞痛、肺结核、慢性支气管炎有预防和治疗作用。每服10～30克。脾胃虚寒泻泄及痰饮湿浊者忌用。

鳖甲

此物为鳖的背甲，味咸，性凉，是常用的滋阴清热药，并有软坚散结的作用，兼能平肝潜阳。近年又发现本品有抗肿瘤作用。其保健成品制剂较多，如"虫草鸡精""虫草精""虫草酒""虫草速溶茶"等。若水煎服，每次剂量1～15克；若炖食，常和鸡、鸭、猪瘦肉等共炖。

决明子

此物为豆科植物草决明的成熟种子。味甘、苦、咸，性凉，能益肾清肝，明目通便，是最常用的明目保健药。《神农本草经》说："治青盲、目淫、肤赤、白膜、眼赤痛泪出。久服益精，轻身。"《本草正义》也说："决明子明目、滋益肝肾，以镇潜补阴为正义，是培本之正治"。历代以其明目方法甚多，或单用，或与它药配伍，随症而施。药理实验结果表明：决明子有明显的降脂降压作用。由此看，《神农本草经》所说决明子能使人"轻身"是有根据的。水煎服每剂 9～15 克。风寒咳嗽，痰清稀者忌服。

★ 常用补阴方

方一：茯苓 150 克，地黄花、桑寄生各 100 克，菊花 55 克，竹实、地肤子、车前子各 55 克。

上列 7 种药捣罗为细散，以清水调下，每日 2 服，满 49 日。

本方出自《遵生八笺》。原文说："本方能固精延年，祛除百病，聪明耳目。"

方二：熟地黄、生地黄、天冬（去心）、麦冬（去心）各 50 克，人参 25 克。

共为细末，炼蜜为丸，如梧桐子大，每服 50 丸，空心温酒盐汤送下。

本方出自《瑞竹堂经验方》。原文说："服本方十日明目，二十日不渴，自此可致长生也。"

方三：远志（去心）500 克，白茯苓 500 克，熟干地黄 500 克，地骨皮 500 克，麦冬（去心）750 克，焙巨胜子（蒸，晒干去皮）500 克。

上药捣罗为末，以枣丸和，木杵臼捣千余杵，丸如梧桐子大，每日空腹以温酒下 40 丸，晚食前再服。忌生葱、大蒜、萝卜等。

本方出自《太平圣惠方》。原文说："本方令发黑，延年，久服可貌如童子，齿落重生，行如奔马，夜视有光，久服为地仙。"

方四：白术 5 克，麦冬（去心）3 克。

将上药同煎作汤，夏天代茶饮。

本方益气补脾，适用于老年脾虚，津少口渴。

方五：交藤根 500 克（紫色者，河水浸七日，竹刀刮去皮晒干），茯苓 250 克，牛膝 100 克。

共为末，炼蜜，搜成剂，杵一万下，丸如桐子大，纸袋盛之。酒下 30 丸，空心服。

本方出自华佗著的《中藏经》。原文说："本方驻颜，祛百病，久服延寿，忌猪羊肉。"

方六：生干地黄 250 克，花椒（去目及闭嘴者，微炒出汗）、附子（炮裂去皮脐）、牛膝（去苗）、鹿角胶（捣碎炒令黄燥）、菟丝子（酒浸 3 日晒干，捣为末）各 100 克，杏仁（汤浸去皮尖双仁，童子小便浸三日，麸炒微黄）、肉苁蓉（酒浸一宿，刮去皱皮，炙干）各 150 克。

上药为末，炼蜜和捣三五百杵，丸如桐子大，每日空心温酒下 40 丸。

本方出自《太平圣惠方》。原文说："本方大补骨髓，益颜色，充肌肤，耐寒暑，久服强志力，延年却老。"

问：请问有没有补阴中成药？

答：常用补阴中成药有六味地黄丸等。

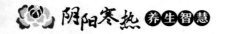

三、阳盛体质养生法

这里说的阳盛，是指人体阳气旺盛。但中医学认为："阳盛则热"，而热到一定程度，即为火，所谓火为热之极。火为阳邪，其性炎上，不仅可以耗伤精液，且常扰动血分，其致病后常有发热、口渴、汗多等症。一般视其所犯之脏腑不同而有不同的见证。如胃火炽盛，则见牙齿肿胀，胃脘灼热而喜凉饮；心火上炎，则见口舌生疮，心移热于小肠而见尿少色赤；肝火上冲，则见头痛，目赤肿痛及两肋胀痛。若火邪伤及脉络，则营血被迫枉行，不循常道而溢于脉外，临床可见衄血、吐血、便血、尿血、瘀斑等。

在一般情况下，阳盛体质的特点是形体壮实，面赤，声高气粗，喜凉怕热，喜冷饮，小便热赤，大便恶臭，脉洪大有力，舌红苔黄。

养生原则：阳盛之人好动易发怒，故平日要加强道德修养和意志锻炼，培养良好的性格，用意识控制自己，遇到可怒之事，用理性克服情感上的冲动。积极参加体育活动，让多余阳气散发出去。游泳锻炼是首选项目，此外，走路、慢跑、武术、球类等，也可根据爱好选择进行。

1. 饮食调养

中医学认为，"热者寒之"，即是说，体内有热的人，要用寒凉的药物或食物来治疗，下面就介绍相关的食物和药膳。

★ 常用清热泻火食物

蛏子

中医认为，其性寒，味甘、咸。功能滋补，清热，除烦。适用于产后虚损、乳少、烦热、血痢等症。

病后烦热、口干：蛏干 30 克，万年青干菜 30 克，煮食。

产后虚损少乳：蛏肉 250 克，黄酒适量，蒸后煮汤服食。

湿热水肿：蛏干 60 克，大蒜、粳米各适量，葱、姜、料酒各适量，无盐酱油少许。先将蛏干洗净，加水煮 10 分钟，再放入蒜瓣及粳米，熬至粥将熟时，加调料烧开即可。

蚬

中医认为，其性寒，味甘。功能清热、利湿、解毒。适用于消渴、小便赤涩、痰喘反胃、火眼、呕恶诸症。

小便赤涩：蚬肉煮食。

痰喘反胃：蚬肉，葱花煮食。

苦瓜

苦瓜又名癞瓜、凉瓜。

中医认为，苦瓜性寒，味苦，为清热解暑养生佳品。日常食之可清心火，解暑热，明眼目。可用于热病烦渴、中暑、肠炎、痢疾、火眼赤痛、热毒疮疖等。为夏令保健食品。

痢疾：苦瓜 100 克，粳米 50 克，冰糖 100 克，煮粥食。

烦热口渴：鲜苦瓜 1 个，去瓤切碎，调味煮汤食。

阳痿：苦瓜种子炒熟研末，每次 10 克，黄酒送服，10 天为一个疗程。

烹调时，宜把苦瓜切断，盐腌片刻，即可除掉部分苦味。脾胃虚寒者食之可能吐泻腹痛，故不宜食。

葫芦

中医认为，其性凉，味甘、淡。功能：清热利水、止渴除烦。适用于腹胀、腹水、尿少、水肿、暑热、烦渴等症。

水肿：葫芦 1 个，装满赤小豆、大枣，反复蒸 3 次，随意吃。

肾炎：葫芦 300 克除去籽切块，水煎服，日频服，每服 5 克。

卷心菜

中医认为，其性平，味甘。功能：清热散结，解毒利尿，补肾壮骨，健胃通络，适用于胃及十二指肠溃疡、胆囊炎、关节不利、肾虚腰痛等症。

胃溃疡疼痛：鲜卷心菜捣汁 300 毫升，略加温，饭前饮，每日 3 次。

上腹胀气疼痛：卷心菜加盐煮，每天 200 克，分 2 次服。

莲藕

中医认为，藕味甘，性寒，有清热生津、凉血散瘀、补脾开胃、涩肠止泻之作用。可用于治热病口渴、咯血、尿血、吐血、衄血、痰热咳嗽、咽干喉痛等。

泌尿系统感染，症见尿急、尿血等症：藕 500 克，鲜甘蔗 500 克。先将藕去皮切碎，再将甘蔗绞汁，浸泡鲜藕 1 ~ 2 小时，用纱布绞出汁饮用。

腹泻：藕 500 克，加姜 50 克，取汁，每日 2 次。

体虚乏力：藕粉、糯米粉各 500 克，加白糖 300 克，加水适量和匀，上笼蒸半小时，成藕米糕，常食可恢复体力。

小儿热毒：鲜藕、鲜茅根、鲜荸荠各 250 克，同放锅中，加清水适量，煎沸 20 分钟后，去渣取汁，代茶饮。

热病烦渴，目赤热痛：鲜藕 50 克，切片，入锅，加水一碗半，文火煮至一碗，加入适量白糖拌匀，代茶饮。

胃出血：鲜藕 1 支，三七粉 5 克，鸡蛋 1 只，盐适量。先将藕洗净，切碎，绞汁，放锅中加清水适量，煮沸后调入三七、鸡蛋、食盐等，煮熟服食。

无花果

中医认为，其性平，味甘。功能：清热润肠，润肺止咳。适用于肺热声嘶、咽喉肿痛、咳喘、大便秘结、痔疮脱肛等病症。

胃及十二指肠溃疡疼痛：无花果焙干，研末，每日服 10 ~ 20 克。

便秘：每日生食无花果 7 枚，连服 7 天。

哮喘：无花果捣汁半杯，开水冲服，每日 1 次。

黄疸：无花果叶 9 克，水煎代茶饮。

筋骨疼痛，风湿麻木：无花果根 15 ~ 30 克炖猪瘦肉内服。

肺热声音嘶哑：无花果 30 克，水煎，调冰糖服。

柠檬

中医认为，其性寒，味甘、酸。功能：生津止渴、祛暑安胎。适用于暑热烦渴、纳呆脘闷、痛经、闭经、功能性子宫出血、胎动不安等症。

热病津伤口渴：鲜柠檬肉切碎，以洁净纱布绞取汁，每次 10 克以沸水冲化，饮用。

高脂血症：柠檬 1 个，荸荠 10 枚，水煎常服有效。

柠檬还有洁肤美容作用，具有消除皮肤色素沉着的功能，长期以来它是制作嫩肤霜和洗发剂的重要原料。此外，柠檬含有丰富的芦丁，可减少血中胆固醇，预防动脉硬化。

乌梅

中医认为，其性平，味酸。有解热、除烦、止泻、镇咳、驱虫等功效。适用于久咳不止，久泻不利，虚热口渴和盛夏暑热烦渴等症。研究证实，乌梅对痢疾杆菌、大肠埃希菌、伤寒、结核、铜绿假单胞菌及各种皮肤真菌有抑制作用。此外，乌梅含有能提高肝脏解毒能力的微量苦味酸，能使胆囊收缩，促进胆汁分泌，因此能治疗病人疼痛欲绝、汗珠如豆、痛苦万分的胆道蛔虫症。同时，乌梅还能有效地分解肌肉组织中的乳酸，使人消除疲劳，恢复体力。

因乌梅酸味极浓，不可过食，多食则损齿、伤齿，甚至出现痰热。

香椿

中医认为，香椿味苦，性平。功能清热解毒，健胃化湿。可用于治肠炎痢疾、疔疽疮疥、食欲不振等。

治赤白痢疾：香椿叶 60 ～ 120 克，酌加水煎服。

尿道感染：香椿根皮、车前草各 30 克，黄柏 9 克，水煎服。

芹菜

芹菜味甘，性凉。具有清热、健胃、降压、利尿、醒神、健脑之功效。适用于高血压、妇女月经不调、小便热涩不利等症。

高血压：鲜芹菜 250 克，开水烫约 2 分钟，切细绞汁。每次服一小杯，每日 2 次。

妇女月经不调或小便出血：鲜芹菜 30 克，茜草 6 克，六月雪 12 克，水煎服。

反胃呕吐：芹菜鲜根 10 克，甘草 15 克，鸡蛋 1 个，煎沸后打入鸡蛋冲服。

百日咳：全芹菜 1 把，洗净捣汁，加食盐少许，隔水蒸熟。早、晚各服一小杯，连服 3 日。

小便出血：水芹榨汁，日服六七次，每次半小碗。

人们通常只食芹菜的茎，其实芹菜叶中维生素、矿物质等营养成分含量比茎高，弃之可惜。叶有苦味，吃时宜用开水焯过。

绿豆

中医认为，绿豆性凉，味甘。有消暑解毒、清热除烦，利尿消肿的功效。主要用治中暑头晕、暑热烦渴、恶心呕吐、药物中毒、水火烫伤以及疮疡肿毒等症。

治疗流行性感冒：绿豆 30 克，贯众 10 克，板蓝根 10 克，水煎服，连服 3 日。

治疗烧伤：取生绿豆粉 60 克，75% 乙醇适量，调成糊状，半小时后加入冰片 10 克调匀。创面清洁后，将药糊涂于创面。

醉酒：用绿豆芽 30 克，西瓜翠衣 30 克，葛花 10 克，水煎频频饮用。

药物性皮炎：绿豆、黑豆、赤小豆各 25 克，甘草 3 克，加水煮至豆熟，食豆饮汤。

铅中毒，食菌中毒，误服农药中毒：绿豆 200 克，生甘草 10 克，加水煎汤，澄冷服之。

胃脘疼痛，灼热反酸：绿豆 100 克，猪苦胆 1 个，将绿豆纳胆内，以胆汁干为度，取豆研面，每服 10 克，温开水送服。

痤疮：绿豆研细粉，用凉开水搅拌成糊状，晚上睡前在患部洗净涂之。

猕猴桃

中医认为，其味酸、甘，性寒。有调中下气、生津润燥、解热除烦、散瘀利尿之功效。适用于食欲不振、呕吐、烦热、消渴、黄疸、五淋、痔疮等病症。

风湿关节痛：猕猴桃干果、木防己各 25 克，红草 15 克，胡枝子 25 克，水煎服。

食欲不振：猕猴桃干果 100 克，水煎服。

脱肛：猕猴桃根 30 克，猪大肠 1 段，煎汤服。

乳腺癌：猕猴桃根 125 克，水 1000 毫升，煎 3 小时以上，每天 1 剂，10 ～ 15 天为 1 个疗程。

苹果

俗语道：一天一苹果，医生远离我。

中医认为，其性凉、味甘。具有生津、润肺、除烦、解暑、开胃、醒酒等功能。适用于中焦诸气不足、消化不良、口干咽燥、便秘、慢性腹泻等症的治疗。

高血压：每次吃 250 克苹果，每天 3 次。

动脉硬化：每天 1 个苹果，连皮吃下。

慢性腹泻：用苹果干粉 15 克，空腹时开水送服，每日 2～3 次。

大便燥结：每日早、晚空腹吃苹果 1～2 个。

反胃：苹果皮，每次用 25～50 克，煎汤服。

苹果性凉，凡脾胃虚寒者宜少吃。

香蕉

中医认为，其性寒，味甘。功能：消烦止渴，润肠利便，清热解毒，通血脉，增精髓。适用于烦渴、风热、便秘、痔血、热疖肿毒等症。研究证实，高血压患者常吃香蕉，有缓降血压之功效。香蕉润肠、清热、可预防便秘，从而避免因用力排便而造成突发性脑出血等危险。青香蕉有刺激胃黏膜细胞生长的作用，可保护胃壁免受胃酸的破坏，起到预防和治愈胃溃疡的作用。

香蕉性寒，脾虚便溏者不宜食。

空心菜

中医认为，其性寒，味微甘。功能：清热凉血，解毒利尿。适用于鼻衄、便秘、便血、痔疮、小便赤涩、疮痈肿毒诸症。

妇女白带：鲜空心菜连根 500 克，鲜白槿花 250 克，与猪肉同煮，吃肉喝汤。

血热鼻衄：空心菜数根，和糖捣烂，沸水冲服。

便血：鲜空心菜洗净捣取汁，和适量蜂蜜口服。

小儿夏季热：空心菜 100 克，荸荠 100 克，调味煮汤食。

猪胆

中医认为，其性寒，味苦。功能：清心凉肝，明目通便。李时珍说："方家用猪胆，取其寒能清热，滑能润燥，苦能入心，又能去肝胆之火也。"

慢性鼻窦炎：将藿香 240 克研细，与公猪胆汁调糊，每次饭后服 15 克，每日 2 次。再用苍耳子 10 克煎汤送服。

头癣：猪胆汁调入雄黄粉 9 克成糊状，涂搽患处。

豆腐

豆腐为大豆种子加工制成品。味甘，性凉。功能：益气和中，生津润燥，清热解毒。

可用于目赤、消渴、便秘、咽痛、肺热痰多、胃火口臭等。

产后乳少：豆腐 500 克，炒王不留行 30 克，煮汤。喝汤吃豆腐。

酒精中毒：热豆腐切薄片，遍身贴之，冷即换，直至苏醒。

白浊：豆腐 100 克，红糖 50 克。豆腐掏空加入红糖封好，置笼内蒸熟吃。

豆浆为豆科植物大豆种子加工制成的浆汁。其味甘性平，功能补虚润燥，清肺化痰。适用于虚劳咳嗽，痰火哮喘，便秘，淋浊等。

血崩：生豆浆 1 碗，韭菜汁半碗，调和空腹饮下。

痰火哮喘：饴糖 100 克，豆浆 1 碗，煮化顿服。

黄瓜

中医认为，其性寒，味甘。功能：清热止渴，利水解毒。适用于烦热口渴、咽喉肿痛、烫伤疮肿、火眼赤痛、小儿热痢、小便不利、四肢浮肿等症。

四肢浮肿：用老黄瓜皮 50 克，加水 2 碗，煎至 1 碗，每日 2～3 次。

腹泻：黄瓜叶切碎调醋，煎鸡蛋食之。

黄瓜性寒凉，胃寒者多食易腹痛。

西瓜

西瓜营养丰富，含有果糖、葡萄糖、胡萝卜素。有"天生白虎汤"之称。医学研究认为，西瓜有降低血压、软化血管、治肾炎水肿的作用。西瓜汁是很好的美容剂，常用新鲜西瓜汁涂揩面部皮肤等处，可增强皮肉弹性，减少皮肤皱纹，增添面部光泽。

中医认为，其性寒，味甘、淡。有清热解暑、除烦止渴、利水通尿之功。适用于暑热烦渴、小便不利、口疮、酒醉等症。

吃西瓜前要洗净瓜体外皮。吃西瓜后不宜喝热水。因为西瓜性寒，食后胃的温度会迅速下降，若在胃未恢复原有温度时喝下热水，可能因冷热冲击而发生呕吐。

罗汉果

罗汉果又名假苦瓜。罗汉果中含有一种甜味物质，其甜度比食糖高 300 倍，可作为糖尿病患者的食用甜味剂。罗汉果还具有抗癌作用。

中医认为，其性凉，味甘。为清润肺胃养生食品。日常食之可清凉润肺，养胃润肠。适用于肺热体质，咽干声哑，胃热肠燥，大便干结。

慢性咽炎：罗汉果 1 个，猪瘦肉末 50 克，粳米 100 克，调以食盐、味精、麻油，煮粥食。

百日咳：罗汉果 1 个，柿饼 30 克，炖食。

暑热烦渴：罗汉果 1 个打碎，泡开水代茶饮。

便秘：罗汉果 2 个，取瓤及种子，打碎，水煎，睡前服。

慢性咳嗽：罗汉果 1 个，水煎分 2 次服。

海带

中医认为，海带性寒，味咸。功能：软坚散结，利水泄热。适用于甲状腺肿大、淋巴结肿、睾丸肿痛、高血压、慢性咽炎等病症。

慢性咽炎：海带用开水烫过，用白糖渍 3 天，每日食 30 克。

淋巴结肿：海带 500 克，切碎，泡入 1000 毫升白酒中，浸 20 日，去渣。每日 1 盅酒，早、晚分饮。

高血压：海带 60 克，绿豆 150 克，加水煮，再加红糖适量，顿服。

肝脾大：海带 10 ～ 30 克，茯苓 30 克，水煎服。

薏苡仁

中医认为，薏苡仁性凉，味甘、淡。功能：利水渗湿，健脾止泻，清热排脓。适用于小便短赤、水肿脚气、风湿痹痛、筋脉挛急，脾虚泻泄，肺脓肿等症。

脾虚泻泄：用薏苡仁 50 克，山药 100 克，调味煮粥食。

小便不利，水肿：薏苡仁 30 克，冬瓜 200 克，赤小豆 30 克，煮汤食。

小儿肺炎，发热喘咳：用薏苡仁根 9 ～ 15 克，煎汤调蜜，每日 3 次分服。

螺蛳

中医认为，其性寒，味甘。功能：清热，利水，明目。适用于黄疸、淋症、白浊、痘疹、目赤诸症。

湿热黄疸，小便不利：螺蛳 10 ～ 20 个养于清水中漂去泥，捶碎螺壳，取螺肉加黄酒拌和，加清水炖熟服汤，每日 1 次。

白浊：螺蛳 1 碗，连壳于锅内炒热，兑入好白酒 3 碗，煮至 1 碗，取螺以针挑肉食，仍以此酒下之。

常用的烹饪方法是将田螺洗去污泥，置清水中静养数日，以待污物排出体外，再剪去螺顶，用水洗净，入锅加水，烧开加料酒、姜片、葱段、盐、豆瓣酱或是肉骨头，文火慢煮，待螺肉酥烂，再加少许糖、味精，撒上葱 花、胡椒粉。

★ 常用清热泻火药膳

绿豆藕

原料：粗壮肥藕 1 节，绿豆 50 克，食盐适量。

制作：藕去皮，冲洗干净备用。绿豆用清水浸泡后取出，装入藕孔内，放入锅中，加清水，炖至熟透。调以食盐进食。

功效：清热明目。适用于热毒上攻，目赤疼痛。本方出自《岭南采药录》，原方用于"眼热赤痛"。本品还可用于热病烦渴，热淋。

梨粥

原料：鸭梨 3 个，粳米 100 克。

制作：鸭梨冲洗干净，切碎，放入锅中，加清水煮半小时。捞去梨渣，再加入淘洗干净的粳米，续煮至粥成。

功效：本方有清热除烦、止咳化痰功效。适用于小儿风热，神昏烦躁，肺热咳嗽。本方出自《圣惠方》《本草求原》《粥谱》等。原方用于"小儿心藏风热，昏懵躁闷，不能食"，"小儿疳热及风热昏躁"，"降 火，治热嗽"，为清热止咳常用方。本品不用粳米用茜米，加冰糖煮食，则清润之力增强，适用于虚热烦躁咳嗽。

本方性寒，寒嗽及脾虚便溏者不宜食用。

金银花露

原料：鲜金银花 250 克，水适量。

制作：金银花置蒸馏瓶中，加水适量，依法蒸馏，取得蒸馏液 1000 毫升为止。

功效：冷饮或温饮，每次 30 ～ 50 毫升，每日 2 次。有清热、解毒和消暑功效。可用于暑温口渴、热毒疮疖等症。

本方出自《本草纲目拾遗》，原用于"清热消暑"，为暑季清热解毒之常用品。本品可单独使用，也可与其他清热解毒类饮料配合使用。

益寿饮

原料：罗布麻叶 3 克，枸杞子 6 克。

制作：罗布麻叶与洗净的枸杞子放在瓷杯中，以沸水冲泡，温浸片刻。

功效：代茶频频饮用。有抗衰防老，平降肝阳功效，本方出自汉代华佗《青囊书》，原名《漆叶青粘散》，后世考证其主要成分为罗布麻叶与枸杞子。为延年益寿之方。

桑菊薄竹饮

原料：桑叶 10 克，菊花 10 克，苦竹叶 30 克，白茅根 30 克，薄荷 6 克。

制作：上料洗净，放入茶壶内，用沸水冲泡温浸 30 分钟。

功效：代茶频饮，可治疗外感或内热所致目赤、头痛、发热、喉痛等症。本饮品出自《广东凉茶方》，原用于清热治外感风热，为肺、肝有热常用的饮品。

丝瓜花蜜饮

原料：干丝瓜花 10 克，蜂蜜适量。

制作：丝瓜花放入瓷杯中，以沸水冲泡，温浸 10 分钟，再调入蜂蜜。

功效：趁热顿服，每日 3 次，适合用治肺热咽痛、咳吐黄痰、喘息、胸痛等症。本饮品出自《滇南本草》，原用于治"肺热咳嗽，喘急气促"，为肺热咳嗽常用饮品。临床适用于急性咽炎、鼻窦炎、支气管炎和肺炎等症。

西瓜汁

原料：西瓜肉 500 克。

制作：西瓜肉去籽，用洁净纱布绞挤汁液。

功效：本方有清热、祛暑之效。适用于外感高热、口渴、烦躁、神昏等症。本方出自《本草汇言》，原用于治"阳明热甚，舌燥烦渴，或神情昏冒，不寐，语言懒出等肺胃津伤之候"。现为夏季清热解暑所常用。本品可用于尿急、尿频、尿痛之热淋症。

鲜李汁

原料：鲜熟李子 100 克。

制作：去核，将肉切碎，以洁净纱布绞汁。

功效：每次 50 毫升，每日 3 次，有清热、生津、滋阴功效。可用于治肝经阴血不足之虚劳骨蒸、五心烦热之症，也可用于胃阴不足之内伤消渴症。本方出自《泉州本草》。

原用于治"骨蒸劳热，或消渴引饮"。现为养肝阴、除虚热常选饮料。还用于肺结核、甲状腺功能亢进、癌症等消耗性疾病的辅助治疗。

蚌肉冬瓜汤

原料：河蚌肉 250 克，冬瓜 500 克，调料适量。

制作：蚌肉加少许姜汁浸泡。冬瓜去皮、瓤，切片。

取出冬瓜仁，水煮 20 分钟，去仁留汁，下入冬瓜片，煮 5 ～ 10 分钟，入蚌肉，烹黄酒，煮沸 3 分钟，调入精盐、味精、葱花，淋麻油。佐餐服。

功效：清热凉血，适用于血热引起的月经提前。

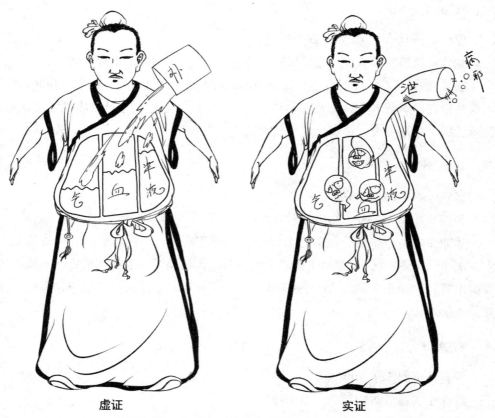

虚证　　　　　　　　　　　实证

虚证实证的不同养生法

二汁饮

原料： 鲜藕、白梨等量。

制作： 二物洗净，分别榨汁，混合。每服1盅，日2～3次。

功效： 清热凉血，生津止渴。适用于口干舌燥、内有积热等症。

鲜藕片

原料： 鲜藕250克，调料适量。

制作： 取鲜嫩莲藕洗净，去皮，切成薄片装盘，以米醋、白糖、香油拌匀。佐餐食用。

功效： 清热，凉血，散瘀。适用于血热所致的须发早白者食用。

猪胰蚌肉汤

原料： 猪胰200～300克，新鲜蚌肉500克，植物油、黄酒、细盐各适量。

制作： 将猪胰洗净，滤干，切块。活河蚌去壳，取出蚌肉，洗净，滤干，切块。起油锅，放植物油2匙，用中火烧热油后，倒入蚌肉，翻炒5分钟，加黄酒1匙，再改用小火慢煨2小时，然后加细盐半匙；继续慢煨1小时，直至蚌肉软烂，离火。每日2次，每次一小碗，饮汤。也可佐膳食。

功效： 清肺胃之火。适用于糖尿病属中消症。

橄榄酸梅汤

原料： 鲜橄榄50克，酸梅10克，白糖适量。

制作： 将橄榄、酸梅劈开，加清水煎煮20分钟，去渣取汁，以白糖调味。频饮。

功效： 清热解毒，生津润燥，利咽润喉。尤适用于热象明显的咽喉肿痛、咳嗽痰稠、声音不清者。

2．药物养生

对于阳盛体质者来说，应使用药物消除人体多余之阳气。中医学认为，"气有余便是火"，"壮火食气"，即人体亢盛之火，可消耗人体正气。由于火盛常常损耗人体津液，故又须服用一些能够滋补人体津液的药物。

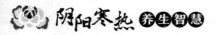

★ 清热泻火生津中药

石膏

本品为含水硫酸钙的矿石。其味辛、甘,性寒。生用为清肺胃火热药。可清火,止渴,除烦,退热。用熟石膏或煅石膏,清热作用大减,有收敛作用。

生石膏用量一般为 10 ～ 50 克。煅石膏以外用为多。

黄连

本品为毛茛科植物黄连的根茎,含小檗碱、甲基黄连碱等多种生物碱。其粗提取物与小檗碱对多种革兰阳性及阴性细菌有良好的抗菌作用,体外能抑制某些病毒、真菌、钩端螺旋体、滴虫、草履虫等。

中医认为,本品味苦,性寒。主要有清泻心胃火热、凉肝胆、解热毒的作用,并有燥湿作用。四川产者效力较好,故又名川黄连。

用量一般为 1 ～ 6 克。阴虚烦热、脾胃虚泻、气虚作泄等忌用。

黄芩

本品为唇形科植物黄芩的根。含黄芩苷等。有退热及利尿作用,有降低血压作用。对痢疾杆菌、伤寒杆菌、大肠埃希菌、百日咳杆菌、肺炎双球菌皆有抗菌作用,对流感病毒有一定抑制作用。

用量一般为 3 ～ 9 克。脾胃虚寒者禁用。

中医认为,本品味苦,性寒,是常用的清热药。适用于阳盛体质症见咽痛、牙痛、口腔溃疡、扁桃体肿痛、大便干结、肺热咳嗽等。

栀子

本品为茜草科植物栀子的果实。含栀子素、栀子苷等。有解热、镇静作用。在动物实验中,有镇痛作用,对肠管有解痉作用。

中医认为,本品味甘,性寒。是常用的清热泻火药,能清泻三焦火热,祛湿解毒。适用于阳盛体质所致的目赤、发热、烦躁、大便干结、小便黄赤等症。

用量一般为 3 ～ 9 克。

地骨皮

本品为茄科枸杞属植物枸杞的根皮。含桂皮酸、酚类物质、甜菜碱及亚油酸等。

地骨皮有显著的解热作用，其煎剂可使血糖降低，有降低血清胆固醇和抗脂肪肝的作用。地骨皮的浸剂对动物有显著的降低血压的作用。

中医认为，其性寒，味甘、淡。功能：凉血退蒸，清泻肺热。适用于虚劳潮热盗汗，肺热咳喘，血热妄行的吐血、衄血、痈肿恶疮以及肺结核和高血压病等。

用量一般为 3 ～ 9 克。

芦根

本品为禾本科植物芦苇的地下茎。含薏苡素、天冬酰胺等。

中医认为，其性寒，味甘。功能：清热生津，除烦，止呕，利尿。适用于热病伤津、烦热口渴、胃热呕吐、噎膈、反胃以及治疗肺热咳嗽、肺痈等。

用量一般干品 9 ～ 30 克，鲜品 15 ～ 60 克。

天花粉

本品为葫芦科植物瓜蒌的根。含天花粉蛋白质、皂苷等。

中医学认为，本品味甘，性寒。有清热、生津、解毒、排脓的作用，内科、外科均常使用。对于阳盛体质所致的唇干、口滑、舌红少津、心烦等症有效。

用量一般 9 ～ 15 克，治消渴时可用到 30 克。脾胃虚寒者忌用。

★ 常用清热泻火方

方一：牛黄、雄黄、冰片、生石膏、黄芩、大黄、桔梗、甘草。

大蜜丸剂，每丸重 3 克。每次服 1 丸，每日 2 ～ 3 次。

本方出自同仁堂制药厂。功能：清热泻火解毒。适用于阳盛体质者常见的咽喉、牙龈肿痛，口舌生疮、目赤肿痛、舌质红、苔黄等症。

方二：黄连、黄芩、黄柏、石膏、栀子、大黄、川芎、荆芥穗、防风、桔梗、连翘、菊花、薄荷、白芷、旋覆花、蔓荆子、甘草。

蜜丸，每丸重 6 克。水丸，每 20 粒重 1 克。

口服，成人每次服 6 克，每日 3 次。儿童酌减。

本方出自四川成都中药厂。功能疏风，泄热，解毒。适用于阳盛体质者常有的头晕、耳鸣、口舌生疮、牙龈肿痛、暴发火眼、小便黄赤、大便秘结、舌尖红、苔黄、脉滑数或弦数。

方三：龙胆草、生地黄、泽泻、柴胡、栀子、黄芩、甘草、木通、当归、车前子。

水丸剂，100 粒重量为 6 克。

口服，成人每次服 6 ～ 9 克，每日 3 次。儿童酌减。

本方出自《医宗金鉴》。功能：清肝泻火，清利肝胆湿热。适用于肝胆火盛所致的头痛，目赤，口苦，胁痛，耳聋，耳肿等，以及肝胆湿热下注所引起的外阴瘙痒肿痛，小便淋浊，妇女带下等症而津液未伤者。

方四：西瓜、火硝、皮硝、冰片。

散剂。将 1 个 5 千克的西瓜切去顶，除去部分瓤，加入火硝 250 克，皮硝 500 克，盖上原顶，装入无釉瓦罐内，置通风处，数日后霜析出于罐外，扫下，纸包悬于通风处，风化数日，研细，每 625 克加冰片 18 克，混合均匀过罗包装制成。

每次用此药 0.5 克（1 分），吹于患处。

本方出自《疡医大全》。功能：消肿止痛。对于口舌生疮、咽喉红肿、牙齿疼痛诸症有较好疗效。

问：请问有无清热的常用中成药？

答：常用清热中成药很多，例如牛黄解毒丸、黄连清心丸等。

四、气虚体质养生法

所谓气虚体质，即是气不够用。造成气虚的原因：一方面是饮食失调，水谷精微不充，以致气的来源不足；另一方面是由于大病或久病后或年老体弱以及劳累过度等，导致脏腑功能减弱，气的化生不足。

气虚体质的人，形体消瘦或偏胖，体倦乏力，面色苍白，语声低怯，常自汗出，且动则尤甚，心悸食少，舌淡苔白，脉虚弱。如果患病则诸症加重，或是气短懒言、咳喘无力，或是食少腹胀、大便溏泄；或是脱肛、子宫脱垂；或是心悸怔忡、精神疲惫；或是腰膝酸软、　小便频多，男子滑精早泄、女子白带清稀。

养生原则：补气养气，因肺主一身之气，肾藏元气，脾胃为"气血生化之源"，故脾、胃、肺、肾皆当温补。

1．日常调理

气虚者阳气不足，易感受外邪，因此要注意保暖。过劳则伤气，要注意不可过于劳作。运动后出汗，更要避风邪。经常自行按摩足三里穴，可健脾补气。

气功锻炼：肾为元气之根，故气虚宜做养肾功。

屈肘上举。端坐，两腿自然分开，屈肘，手指伸直向上，与两耳平。然后，双手上举，以两胁部感觉有所牵动为度，随即复原，可连做 10 次。本动作对气短、吸气困难者有缓解作用。

抛空。端坐，左臂自然屈肘，置于腿上，右臂屈肘，手掌向上，做抛物动作 3～5 次，然后，右臂放于腿上，左手做抛空动作，与右手动作相同，每日可做 5 遍。

荡腿。端坐，两脚自然下垂，先慢慢左右转动身体 3 次，然后，两脚悬空，前后摆动十余次。本动作可以活动腰、膝，具有益肾强腰的功效。

摩腰。端坐，宽衣，将腰带松开，双手相搓，以略觉发热为度；再将双手置于腰间，上下搓摩腰部，直到腰部感觉发热为止。搓摩腰部俞穴，可起到疏通经络、行气活血、

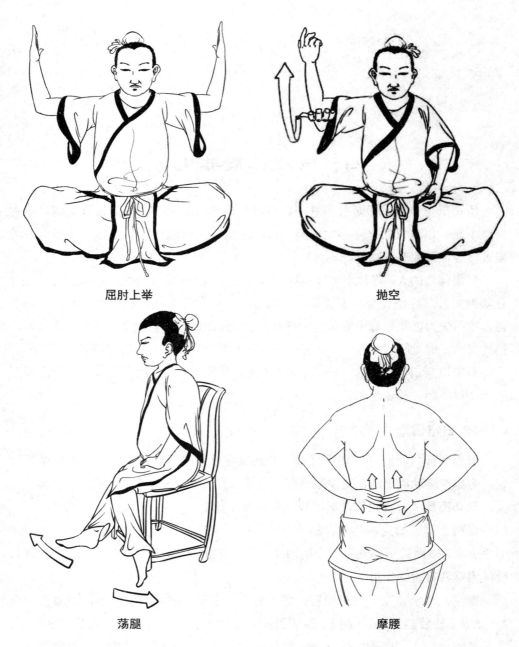

屈肘上举

抛空

荡腿

摩腰

温肾壮腰之作用。

　　"吹"字功。直立，双脚并拢，两手交叉上举过头，然后，弯腰，双手触地，继而下蹲，双手抱膝，心中默念"吹"字音，可连续做十余次。属于"六字诀"中的"吹"字功，常练可固肾气。

2．饮食调养

气虚者多有脾胃虚弱，因此饮食要少油腻，选择营养丰富又好消化的食物。可常食红米、糯米、小米、紫米、大麦、山药、荞麦、马铃薯、大枣、胡萝卜、香菇、鸡肉、鹅肉、兔肉、鹌鹑、牛肉、羊肉、狗肉、海虾、海斑鱼。若气虚甚，当选用"人参蜂王浆"补养。

人参莲肉场（《经验良方》）

原料：人参 6 克，莲子 10 枚，冰糖 15 克。

制作：将红参或生晒参、湘莲子（去心）放入瓷碗内，加适量的水浸泡，再加入冰糖；将盛药碗置蒸锅中，隔水蒸 1 小时以上。食用时，喝汤，吃莲肉；人参捞出留下次再用。

功效：补气健脾，适用于气虚所致气短、懒言、食欲不振、精神疲倦、自汗易感冒者。

3．药物养生

平素气虚之人宜常服人参泡蜂蜜、补酒、金匮薯蓣丸。脾气虚，宜选四君子汤，或参苓白术散；肺气虚，宜选补肺汤；肾气虚，多服肾气丸。

问：什么是补气？

答：又称益气。为治疗气虚证的方法。气如旺盛即可生血，故亦常用于血虚证。心气虚时有精神疲劳、畏冷、萎缩不喜动、脸无光、心悸、欲睡、易于自汗、脉虚弱等症状，可用养心汤。脾气虚时则有呼吸促迫、四肢倦怠、消化力弱．大便稀薄、易于脱肛、脉濡缓等症状，可用补中益气汤。肺气虚即有咳嗽、呼吸促迫、痰液清薄，疲劳或自汗、脉虚弱等症状，可用补肺汤。肾气虚有脸苍白、腰痛、听力减退，尿清而次数多，有遗尿或遗精等，可用大补元煎。补气药易使脾胃生湿痰，故须慎用，必要时应加配化痰湿药使用为安。

问：中医理论中有哪些气？

答：依据中医理论，人体之气可分类如下。

元气：又称原气、精气、肾间动气。元气是与生俱来的，有元阴元阳之分。元阴之气发源于肾，元阳之气发源于命门，通过三焦以分布全身。元为人体中最根本的气，是气化活动的动力和源泉。

大气：又称天气，指胸中呼吸之气。

谷气：又称地气，指饮食所化生的精微之气。

真气：即由先天的元气和后天的大气和谷气结合而成。

宗气：是由水谷精微物质化生的营卫之气和呼吸的清气相合积于胸中而成。

营气：营气来源于水谷精气的柔和部分，循行于脉道之中，可与津液和合而化血，以及帮助血液运行和滋养全身等。

卫气：卫气来源于水谷精气的剽悍部分，循行于脉道之外，能温煦肌肉，润泽皮肤，有滋养腠理，开闭汗孔的作用，故卫气能保卫肌表，防御外邪入侵。

正气、邪气：在病变情况下，为了说明人体抵抗力和疾病作斗争的消长盈亏，常常把人体抵抗力称为正气，侵害人体的因素称为邪气。

脏腑经络之气：泛指脏腑经络的功能活动。

中气：指中焦脾胃之气，能统摄上下，中气一般多指脾脏健运功能。

五、血虚体质养生法

所谓血虚体质，即血不够用。血是营养人体的宝贵物质，"以奉周身，莫贵于此"，意思是对于人体来说，没有比血更重要的物质了。血虚其体质表现特点是面色苍白、无华或萎黄、唇色淡白、头晕眼花、心悸失眠、手足发麻、舌质淡、脉细无力。血虚体质饮食调养的原则是补血、养血，平素宜常吃一些能够补血、养血的食物。

血虚体质的人，面色苍白无华或萎黄、唇色淡白、头晕眼花、心悸失眠、手足发麻、舌质淡、脉细无力。

1．日常调理

要谨防"久视伤血"，不可劳心过度。血虚的人，时常精神不振、失眠、健忘、注意力不集中，故应振奋精神。学一些养生功法或太极拳。

2．饮食调养

可常食桑葚、荔枝、樱桃、蜂王浆、松子、腰果、乌豆、芝麻、黑木耳、菠菜、胡萝卜、乌鸡、鸡蛋、羊肉、鹿肉、牛尾、羊肝、甲鱼、海参、鳗鱼、野生黄鳝等食物，因为这些食物均有补血养血的作用。

枸杞羊脊骨方（《养生奉亲书》）

原料：生枸杞根 1000 克，白羊脊骨 1 具。

制作：将生枸杞根切成细片，放入锅中，加水 5000 毫升，煮取 1500 毫升，去渣；将羊脊骨细锉碎，放入砂锅内，加入熬成的枸杞根液，微火煨炖，浓缩至 500 毫升，入瓶中密封，备用；每日早、晚空腹，用绍兴黄酒兑服浓缩药液 30 毫升。

功效：补肝养血、补肾壮骨，适用于肝血亏损，肾精不足所致的头晕耳鸣、胁痛等。

炒羊肝

原料：羊肝 500 克，调料适量。

制作：羊肝洗净、切片，用湿淀粉拌匀，油锅烧热爆炒，烹上酱油等调料，炒熟即可。

功效：养肝益血、明目，可用治夜盲及视力减弱症。

3．药物养生

可在医生的指导下服人参、党参、鹿茸、阿胶、大枣、南枣、鹿茸泡蜂蜜、当归补血汤、四物汤或归脾汤。若气血两虚，则须气血双补，选八珍丸、十全大补酒或人参养荣丸等。

问：请问什么是补血？

答：又称养血，为治疗血虚证之方法。血虚证之病状为：脸色苍白、眩晕、呼吸促迫、女性则有月经不顺，经血少而色淡等。①补血和血：出血后身体虚弱、血虚发热或疽溃破后，每至下午即有身热口渴，妇女则因月经不顺而脐腹痛、子宫出血、脉虚等症状出现，可用四物汤。②气血双补：如出血过多、食欲不振、肌肉消瘦，在妇女则有下部出血兼呼吸促迫、畏冷等症状，可用八珍汤。③补气生血：血虚者皮肤粗糙而无光泽，且有心烦、口渴、眼睑呈红、脉芤而虚，可用当归补血汤。

六、血瘀体质养生法

所谓血瘀体质，是指体内血液流动不畅，甚至留滞、郁结。血瘀体质的人，面色晦滞，口唇色暗，眼眶暗黑，肌肤甲错，易出血，舌紫暗或有瘀点，脉细涩或结代。若病则上述特征加重，可有头、胸、胁、少腹或四肢等处刺痛。口唇青紫或有出血倾向、吐血、便黑等，或腹内有癥瘕积块，妇女痛经、经闭、崩漏等。

养生原则：血瘀体质的人经络气血运动不畅，应多做促进气血运行的功法和保健按摩，通过整体调节使经络通畅，改善体质。

1．日常调理

多做有益于心脏血脉的活动，如各种舞蹈、太极拳、八段锦、动桩功、长寿功、内养操、保健按摩等活动，以助气血运行。血瘀体质在精神调养上，要培养乐观的情绪。精神愉快则气血和畅，有利血瘀体质的改善。苦闷忧郁则可加重血瘀。血得温则行，得寒则凝。因此要避免寒冷，多运动，以免加重气血郁滞。运动以行走为宜，不要做强度大的运动。

2．饮食调养

可常食桃仁、藏红花、发菜、山慈菇、黑豆、黑木耳等具有活血祛瘀作用的食物，酒可少量常饮，醋、蜂蜜、蜂花粉、蜂胶可多吃。山楂、玫瑰花、蜂蜜茶亦颇相宜。

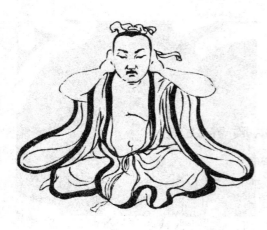

八段锦，第一段：叩齿集神

叩齿集神三十六，两手抱昆仑，双手击天鼓二十四（抱昆仑：用两手叉抱颈后枕骨之下的地方。击天鼓：两手心掩两耳，以第二指压中指，弹击脑后。）

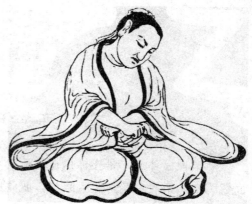

八段锦，第二段：微摇天柱

左右摇天柱，各二十四

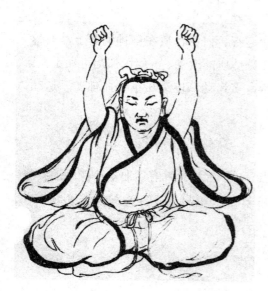

八段锦，第三段：赤龙搅海

舌左右搅上腭三十六，漱三十六，分作三口，如硬物咽之，然后方得行火（赤龙：舌也。）

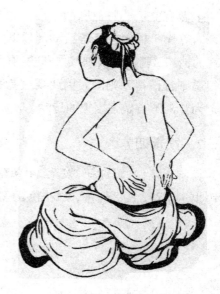

八段锦，第四段：摩运肾堂

两手摩运肾堂三十六，以数多更妙

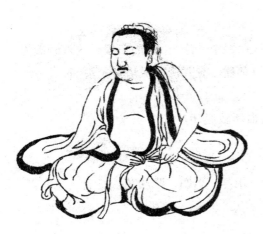

八段锦，第五段：单关辘轳

左右单关辘轳各三十六（转辘轳：手臂连肩圆转，如绞车一般。第五段是左右分做，第六段是左右同做。）

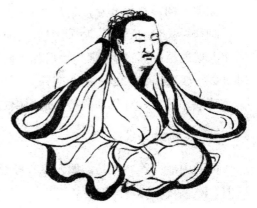

八段锦，第六段：双关辘轳

双关辘轳三十六

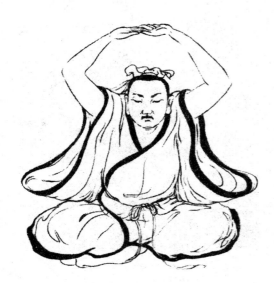

八段锦，第七段：叉手按顶

两手相搓，当呵五呵，后叉手托天按顶，如是者三或九次

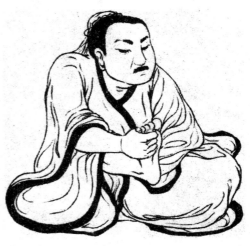

八段锦，第八段：手足勾攀

以两手如钩向前攀双脚心十二，再收足端坐

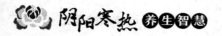

猪爪葵硬煎

原料：向日葵梗 9 克，猪爪 250 克。

制作：先将猪爪洗净，刮去污垢，用河沙在锅中炒泡，再淘洗干净后放入砂锅内，用文火煨炖至烂熟；猪爪煨烂后，加入向日葵梗，煮几沸熬成浓汁，去渣，饮汁。每日 2～3 次，每次 20～30 毫升。

功效：活血、行气、化瘀，适用于贫血所致经闭。

3．药物养生

可选用活血养血之品，如人参、丹参、川芎、当归、藏红花、三七、益母草、琥珀、降香、玫瑰等。

七、痰湿体质养生法

所谓痰湿体质，是指体内水湿滞留过多的体质，平素多因嗜食肥甘厚味或脾失健运所致。痰湿体质的人，形体肥胖、嗜食肥甘、神倦、懒动、嗜睡、身重如裹、口中黏腻或便溏、脉濡而滑、舌体胖、苔滑腻。若病则胸脘痞闷、咳喘痰多；或食少，恶心呕吐，大便溏泄；或四肢浮肿，按之凹陷，小便不利或浑浊；或头身重困，关节疼痛、肌肤麻木不仁；或妇女白带过多。

养生原则：要健脾利湿，化痰泻浊，少食甜腻、降脂减肥。

1．日常调理

不宜居住在潮湿的环境里；在阴雨季节，要注意湿邪的侵袭。痰湿之体质，多形体肥胖，身重易倦，故应长期坚持体育锻炼、散步、慢跑、球类、游泳、武术、八段锦、五禽戏等。活动量应逐渐增强，让疏松的皮肉逐渐转变成结实、致密的肌肉。痰湿体质的人宜在下午2：00－4：00阳气极盛时运动。

> **问**：请问什么是利湿？
>
> **答**：以利尿排除湿邪的方法。有"清热利湿""温阳利湿""滋阴利湿"
> 等方法。

2．饮食调养

少食肥甘厚味，酒类也不宜多饮，且勿过饮。多吃些蔬菜、水果，尤其是一些具有健脾利湿、化痰祛痰的食物，更应多食，如白萝卜、荸荠、紫菜、海蜇、洋葱、大蒜、枇杷果、橘子、白果、雪梨、扁豆、薏苡仁、红小豆、蚕豆、陈皮、杏仁、无花果等。

茼蒿炒萝卜（《中医营养学》）

原料：白萝卜 200 克，茼蒿 100 克，素油 100 毫升，花椒 20 粒，鸡汤、味精、食盐、香油、淀粉各适量。

制作：将素油烧热，放入花椒炸焦，捞去花椒渣；将萝卜丝倒入花椒油的热锅中，煸炒加入鸡汤，至七成熟时再加入茼蒿、味精、食盐，熟透淋加香油，勾稀淀粉汁出锅即可。

功效：祛瘀，宽中，对痰湿体质所致之肥胖、便溏、嗜睡者有效。

茅根赤豆粥（民间验方）

原料：鲜白茅根 200 克（或干白茅根 50 克），大米 200 克。

制作：将白茅根洗净，加水适量，煎煮半小时，捞去药渣，再加淘净的大米，继续煮成粥，一日内分顿食用。

功效：清热利湿，适用于痰湿体质所致小便不利、头重身沉。

半夏秫米场（《黄帝内经》）

原料：半夏 15 克，秫米 50 克。

制作：用河中长流水澄清，取清液，煮秫米、半夏为粥，但吃时去渣，只饮其汁一小杯，每日 3 次，连服 3 日，至见效为止。

功效：祛痰降逆、和胃调阴阳，适用于痰湿滞胃所致阴阳失调的失眠，即"胃不和则卧不安"。

八、气郁体质养生法

所谓气郁体质，是指气不周流运行而留滞的体质，这种体质的人性格内向，心理常处于抑郁状态。气郁体质的人，形体消瘦或偏胖，面色苍暗或萎黄，平素性急躁易怒、易于激动，或忧郁寡欢，胸闷不舒，时欲叹息，舌淡红，苔白，脉弦。若病则胸胁胀痛或窜痛；或乳房小腹胀痛，月经不调，痛经；或咽中梗阻，如有异物；或胃脘胀痛，泛吐酸水，呃逆嗳气；或腹痛肠鸣，大便泄利不爽；或气上冲逆，头痛眩晕。

1．日常调理

此种人性格内向，神情常处于抑郁状态，根据《内经》"喜胜忧"的原则，应主动寻求快乐，多参加社会活动、集体文娱活动，常看喜剧、听相声，以及富有鼓励、激励意义的电影、电视，勿看悲剧、苦剧。多听轻快、开朗、激昂的音乐，以提高情志。多读积极的、鼓励的、富有乐趣的、展现美好生活前景的书籍，以培养开朗、豁达的意识，在名利上不计较得失，知足常乐。多参加体育锻炼及旅游活动，调剂精神，增强体质。可练习六字诀中的"嘘"字功，以舒畅肝气。练习方法是，直立，双手心向下，压至腹部，合于丹田，深吸气，发嘘字音呼出，连做 6 ～ 10 次。

2．饮食调养

可少量饮酒，以活动血脉。多食一些能行气的食物，如西洋参、佛手、橙子、陈皮、荞麦、韭菜、茴香、大蒜、火腿、高粱、玫瑰等。

川芎糖茶饮（《中医营养学》）

原料：川芎 6 克，绿茶 6 克，红糖适量。

制作：将上述原料装入碗中，清水一碗半煎至一碗时，去渣饮用。

功效：活血、行郁，适用于气郁体质所致之胸闷不舒及头痛、时欲叹息。

荔枝香附饮（《妇人良方》）

原料：荔枝核 30 克，黄酒 30 毫升，香附 30 克。

制作：将荔枝核、香附研成细末，混合后装入瓷瓶密封保存。每服 6 克，以黄酒适量调服，每日 3 次。

功效：行气、解郁，对气郁体质所致月经不调有效。

白梅花茶（民间验方）

原料：白梅花 5 克。

制作：将白梅花冲泡代茶饮。

功效：理气、解郁，可用于气郁体质所致之心烦易怒，时欲叹息。

3．药物养生

常用以香附、乌药、川楝子、小茴香、青皮、郁金等疏肝理气解郁的药为主组成的方剂，如越鞠丸等。若气郁引起血瘀，当配伍活血化瘀药。

问：请问什么是行气？

答：或称化气、利气、通气等。行散因气郁所引起的病症之方法。气剂多为调整气异常的方剂，依其作用分为行气剂（理气剂、降气剂）及补气剂。行气药有陈皮、厚朴、香附子、木香等；补气剂则有人参、黄芪、常参、白术、甘草、大枣等。

问：请问什么是理气？

答：运用具有补中益气、行气解郁作用之药物，治疗气滞、气逆、气虚的方法。普通所称的理气是对气滞、气逆而言，可分为"疏郁理气""降逆下气"两法。理气之药多属香燥，故津液不足时务须慎用。理气药有陈皮、厚朴、香附子、木香等。

第 **5** 章
春夏养阳，秋冬养阴

◆春季养生

◆夏季养生

◆秋季养生

◆冬季养生

一、春季养生

《内经》说："夫四时阴阳者，万物之根本也，所以圣人春夏养阳，秋冬养阴，以从其根……"

"春夏养阳，秋冬养阴"，是顺应四时养生的基本原则。其基本看法是，春夏养生气、养长气，以适应自然界阳气渐生而旺的规律，即所谓养阳，从而为阳气潜藏、阴气盛打基础，而不应宣泄太过或内寒太甚，而伤阳气；秋冬养收气、养藏气，以适应自然界阴气渐生而旺的规律，即所谓养阴，从而为来年阳气生发打基础，而不应耗精而伤阴气。但若是阴阳偏盛偏衰之体则应分别对待。如素体阳虚，则要"冬病夏养"。于春夏之时注意调养阳气，给予填补，且不可食冷食凉，较于冬季病发再用热药效果好。素体阴虚，则要"夏病冬养"，于秋冬时即以滋补肝肾，多可减轻春夏发病程度。但若属阳旺或阴盛体质，则春夏宜寒凉。或秋冬宜温热，即王冰所谓"春食凉、夏食寒，以养于阳；秋食温，冬食热，以养于阴"。正如《内经》指出："智者之养生……必顺四时而适寒暑。"

春天，是指从立春之日起，到立夏之日止，包括了立春、雨水、惊蛰、春分、清明、谷雨 6 个节气。对于春季的气候特征，《内经》里曾高度概括说："春三月，此谓发陈，天地俱生，万物以荣。"意思是：当春回大地之时，冰雪已经消融，自然界的阳气开始升发，万物复苏，柳丝吐绿，世界上的万事万物都出现欣欣向荣的景象。

春天的气候特征是以风气为主令，虽然风邪四季皆有，但主要以春季为主。在早春，主要是风寒邪气致病，在晚春是以风温邪气致病，但贯穿于整个春天的是风邪致病。《内经》里说"风者，百病之始也"，意思是许多疾病的发生，常与风邪相关联。但当风和日丽时，万物便生机萌动，对于人体来说，其生理变化，一是气血活动加强，新陈代谢开始旺盛。二是人体肝脏与春季相应，肝的功能在春季比较旺盛，具体表现为肝主疏血、肝主疏泄的功能逐渐加强。由于气候温和，人们的户外活动逐步多起来，因此，肝所藏之血流向四肢；肝又主疏泄，恶抑郁。

1．春天饮食要养阳

所谓春季饮食要养阳，即是要吃一些能够起到温补人体阳气之食物，以使人体阳气充实，只有这样才能增强人体抵抗力，抗御以风邪为主的邪气对人体的侵袭。著名医学家李时珍主张"以葱、蒜、韭、蒿、芥等辛辣之菜，杂和而食。"

由于肾藏元阳，为一身阳气之根。因此，在饮食上养阳，还包含有养肾阳的意思。关于这一点，《素问集注》里说："春夏之时，阳盛于外，而虚于内；秋冬之时，阴盛于外，而虚于内，故圣人春夏养阳、秋冬养阴，以从其根而培养之。"这里的"从其根"，即是养肾阳的意思，因为肾阳为一身阳气之根。春天、夏天，人体阳气充实于体表，而体内阳气却显得不足，故在饮食上要吃点补肾阳的食物。

韭菜：尽管四季常青，终年供人食用，但以春天吃最好，正如俗话里所说："韭菜春食则香，夏食则臭"。春天气候冷暖不一，需要保养阳气，而韭菜性温，最宜人体阳气。正如《本草拾遗》里所说："在菜中，此物最温而益人，宜常食之"；李时珍亦云："韭叶热根温，功用相同，生则辛而散血，熟则甘而补中，乃肝之菜也。"

所谓肝之菜，是说吃韭菜对肝的功能有益。中医学认为，春季和人体五脏之一的肝脏相应。春天，人体肝气易偏旺，而影响到脾胃的消化吸收功能，但春天多吃些韭菜，可增强人体脾胃之气，从这个角度来说，也宜多食韭菜。由于韭菜不易消化，一次不要吃得太多。

大蒜：春天多吃大蒜，不仅因为其性温，也可补充人体之阳，而且它还具有很强的杀菌力，对由细菌引起的感冒、扁桃体炎、腮腺炎还有明显疗效。因此，春天应多吃些大蒜。此外，大蒜还有促进新陈代谢、增进食欲、预防动脉硬化和高血压的效能。

葱：春天多吃些葱，不仅可以补阳散寒，也因其含有葱蒜辣素而有较强的杀菌作用。在春季呼吸道传染病流行时，吃些生葱有预防作用。科学家发现，多吃小葱能诱导血细胞产生干扰素，增强人体的免疫功能，提高抗病能力。食生葱后口腔中会留下葱味，可用浓茶漱口或咀嚼几片茶叶即可除去。

在早春气候较冷时，人们可以适当地多食牛蒡、藕根、胡萝卜、山芋、薯类和青菜等，但要洗净，不要削皮，放在锅里慢慢煮，连汤一同食用。

总之，春天能温补阳气的食物还有不少，这里就不一一列举了。但对于阴虚有火之人，则不宜食用上述食物。

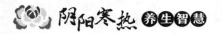

2．多食甜而少食酸

唐代大养生学家孙思邈说："春日宜省酸，增甘，以养脾气"，意思是当春天来临之时，人们要少吃点酸味的食品，而要多吃些甜味的饮食，这样做的好处是能补益人体的脾胃之气。

大枣：味甘性平，尤宜于春季食用。我国人民一向把枣当作补气佳品。

《本草纲目》中说："大枣气味甘平、安中、养脾气、平胃气、通七窍、助十二经、补少气、少津液，身中不足、四肢重、和百药、久服轻身延年。"在春天之时，您不妨多吃些枣，既可做枣粥，亦可做枣糕。对于身体较虚弱、胃口又不好的人，平时可多吃点枣米饭，即以大米为主，配上点大枣，色泽鲜艳，爽口润甜。

锅巴：是煮米饭时锅底所结之物，经低温烘烤而成，略黄不焦，既香又脆。中医学认为，焙烤成锅巴的粳米有补脾、养胃、强壮、滋养的功效，最宜病后调理。在干嚼锅巴时，必须细嚼慢咽，分泌大量的唾液酶可帮助消化吸收，促使肠胃蠕动，增强其功能；再则微炭化后的锅巴，能吸附肠腔里的气体、水分和细菌的毒素，以达到收敛止泻的效果。据清朝太医院脉案记载，慈禧喜食膏粱厚味，除山珍海味、美馔佳肴外，最喜食北京鸭。此物油腻脂重，以致长食伤及脾胃，中年即泄泻频作。为此，宫中众多的太医名手煞费心机，投入各种调理脾胃的名方贵药。然而，泄泻依然时愈时作，缠绵不已。无奈之际想起了粳米锅巴，于是只好几乎天天吃锅巴，有时吃锅巴片，有时配料做成菜吃，也有时研成粉末吃。

山药：既可食用，又可药用，尤以春天食之最佳。山药因含有较多的淀粉，煮熟后可代替粮食食用。其入馔多做甜菜，如拔丝山药、一品山药、水晶山药球、扒山药等。同时，它又是烹制炸猪排、素香肠、素排骨等菜的重要原料。现在民间流传有许多山药治病的灵验偏方，其中应用最广的是山药粥，即用大米煮成粥，加入白糖和蒸熟捣烂的山药泥搅匀。本粥可健脾补肺，强身健体，非常适合体弱多病者和中老年人食用。

3．春天多食蔬菜

因为人们经过冬天之后，较普遍地会出现多种维生素、无机盐及微量元素摄取严重不足的情况。春季人们常发生口腔炎、口角炎、舌炎、夜盲症和某些皮肤病等，这些都是因为新鲜蔬菜吃得少所造成的营养失调所致。因此，在春季一定要吃些新鲜蔬菜，下列蔬菜可供选择。

菠菜：是春天蔬菜的主要品种之一，菠菜柔嫩味美，营养丰富，蔬药兼优。若每天吃 50 克菠菜，其维生素 A 就可满足人体正常需要，其维生素 C 的含量比西红柿高 1 倍多。此外，它可促进胰腺分泌，帮助消化。

荠菜：荠菜味甘淡，性微寒，可清肝明目、清热利尿，对月经过多、泌尿系统感染、高血压等有一定疗效。

莴笋：以春季质量最佳，含有多种维生素和无机盐，其中铁的含量较为丰富。莴笋中的烟酸是人体内一些重要酶类的成分，可激活胰岛素，促进糖的代谢，对患糖尿病的老人非常有益。但吃莴笋时，一定不要把莴笋叶扔掉，否则是一种很大的浪费。因为，莴笋叶的营养成分高于莴笋。

除以上蔬菜外，春季可供食用的时令蔬菜还有芹菜、油菜、香椿芽等也要尽可能多吃一些。

4. 适当清除里热

所谓里热，即指体内有郁热或者痰热。热郁于内，到了春季，被外来风气所鼓动，就会向外发散，轻则导致头晕、身体烦闷、胸满、咳嗽、痰多，四肢重滞；重则形成温病，甚至侵害内脏。

人体内郁热的形成是由于在漫长的冬季，人们为了躲避严寒的侵袭，往往喜欢穿起厚厚的棉衣或皮裘，拥坐在旺旺的炉火旁边。喜欢吃些热腾腾的饭菜，喝灼口的热粥、热汤，一些上了年纪的人还经常喝点酒，这些在冬季看来是必要的，但是却使体内积蓄了较多的郁热。

尽管清除郁热的方法很多，但还要以多吃点能清除里热的食物较好，最好是选用一些药膳，常用的食物和药膳有以下几种。

荸荠：性凉。功能：开胃下食，除胸中实热，疗膈气，消宿食；作粉食之，明耳目，消黄疸，厚肠胃，能解毒，所以李时珍总结道："生吃煮食皆良。"若风火赤眼，用鲜荸荠洗净去皮、捣烂，用纱布绞汁点眼；若预防流脑，用鲜荸荠不拘量、生石膏适量，煮汤代茶饮；若咽喉肿痛，用荸荠绞汁。

鲜芦根汤：将鲜芦根洗净，鲜藕去节，梨去皮，荸荠去皮及麦冬或甘蔗各适量，切碎，捣汁，冷服，不拘量。

葱油黄瓜卷：将黄瓜 400 克横片切成寸段，用少许盐腌一会，滗出水分，再用旋刀法将每段黄瓜旋成整片，去除瓜瓤，成黄瓜卷，再用白糖、盐腌制 1 小时左右；葱切末，再用香油煸炒，使葱味进入香油，滤出葱留油；在腌好的黄瓜上淋葱油

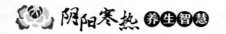

即可食用。本药膳清热解渴，通利水道。

5. 要补充津液

因为春天风为阳邪，其性开泄，可使人腠理疏松，迫使津液外出，造成口干、舌燥、皮肤粗糙、干咳、咽痛等病症。因此，在饮食上宜多吃些能补充人体津液的食物。常用的有梨、蜂蜜、山楂等。但是，切记不可过量，因为不少能生津液的食品是酸性的，吃多了易使肝气亢，其补充标准以不感觉口渴为度。

6. 切忌食用黏硬、生冷、肥甘厚味食物

春天肝气亢伤脾，损害了脾胃的吸收消化功能。黏硬、生冷、肥甘厚味不易消化，再加上脾胃功能不佳，既可生痰、生湿，又进一步加重和损害了脾胃功能。

春天的饮食原则主要是以上六点，但具体运用时，还要根据人们的体质、年龄、职业、地区、疾病而定。如糖尿病患者即使在春天也不要吃甜食。阳盛体质之人，大可不必补充阳气，因为阳气本来就偏亢，若再吃补阳气之品，阳气则会更亢？上述春天的饮食原则是根据一般情况提出的，在使用时可因人制宜、因地制宜、因病制宜，这样才有益于身体健康。

7. 春季养生要"春捂"

"春捂秋冻"在我国民间盛传不衰，因为它蕴涵着科学道理。

每当冬春换节之时，由北方吹来的冷空气与南方吹来的温热空气在我国大部分地区展开了拉锯战。强者进、弱者退，气候变化无常。早晚与晴天中午的温差较大，易形成"倒春寒"。

"春捂"的另一个依据是，由于冬季严寒激发体内肾上腺素、甲状腺素的分泌大量增加，这些物质可使体内产热达到高度平衡。而春天到来，随着气温变化，产热需要减弱，体内代谢发生变化，保持恒温的下丘脑不得不加紧工作，然而，下丘脑与体内各控制系统对气候的应变能力至少要几个星期才能调节好。

在这种情况下，机体要减少寒冷引起的应激刺激才能保持春季转暖信息的输入。初春气候忽冷忽热，突袭的寒流会引起生理的习惯性应激，此时机体尚不能迅速地调节体温，加之冬季汗腺闭合，初春逐渐开泄，春寒极易使寒风侵入机体引起伤风感冒、咳嗽等呼吸道疾病。因而春季也是各种呼吸道疾病传染流行的季节。

当然"春捂"也不宜太过，特别是青少年，活动量大，捂得太严，反而容易因为出汗感受风寒引起疾病。

　　科学的"春捂"至少要到阳历的 5 月上旬以后，因那时气温白天可达 20℃左右，且比较稳定，机体经过数周的调节已逐步适应，穿得单薄点儿也不会引起感冒。

二、夏季养生

夏天应重视饮食调养，这是因为当人在炎热的环境中劳动时，体温调节、水盐代谢以及循环、消化、神经、内分泌和泌尿系统发生了显著的变化，而这些变化，最终导致人体代谢增强，营养素消耗增加。另一方面，天热大量出汗，又导致了许多营养素从汗液流失。所以，夏天一定不要忘了补充水和无机盐。

1．多吃清热利湿的食物

夏季饮食调养，除了要注意补充一些营养外，还必须多吃一些能够清热、利湿的食物。其中清热的食物宜在盛夏时吃；而利湿的食物应在长夏时吃，因为中医学认为"长夏多湿"。

西瓜：炎夏盛暑，吃上几块西瓜，不但能清热解暑、除烦止渴，而且能利尿，帮助消化。因此，夏天人们一定要吃些西瓜，特别是从事露天作业或在室内高温环境下工作者。但因"春夏养阳"，故夏季不宜吃冰镇时间过长的西瓜，以免伤脾胃引起各种疾病。一般地说，冰镇时间不要超过 3 小时。

苦瓜：因味苦得名，历代名医皆认为苦瓜有清暑涤热、明目解毒的功效。如李时珍说："苦瓜气味苦、寒、无毒，具有除邪热、解劳乏、清心明目、益气壮阳"的功效。夏天，人易中暑，加之多雨、湿热，有利于细菌的生长繁殖，食物易腐烂变质，致使肠炎、痢疾等胃肠道疾病多有发生。所以，夏季常食苦瓜对身体极为有利。若烦热、口渴，用鲜苦瓜 1 个，剖开去瓤，切碎，水煎服；用苦瓜做成凉茶，夏季饮用，消火消暑。

乌梅：盛夏之际，为保全家身体健康，最好多喝些乌梅汁、酸梅汤。乌梅性平、味酸，具有解热、除烦、止泻等功效。

草莓：具有清暑、解热、助消化等功效，是夏季的理想保健品。其吃法很多，除鲜食外，还可制成果酱、果汁、果酒、果脯等。

西红柿：中医学认为，本品味酸甘、性平，有清热解毒、解暑止渴的作用，适用于中暑、胃热口苦、发热、烦渴等症。

绿豆：热天，工作和劳动之余喝一碗绿豆汤，自有神清气爽、烦渴尽去、暑热全消、心旷神怡之感，这是由于绿豆具有清热解暑、止渴利尿的功效。绿豆汤可冷饮也可热食，可甜服也可以淡喝，能适应不同人的口味，方法简便，效果满意。

黄瓜：《本草求真》里说："黄瓜气味甘寒，服此能清热利水"。因此，炎热的夏天多吃些黄瓜是有好处的。但生吃黄瓜应特别注意卫生，洗净后用开水烫一下更好，在凉拌时加上大蒜和醋，不但好吃，还可杀菌、防止肠道疾病。

2．宜省苦增辛

《备急千金要方》里说："夏七十二日，省苦增辛，以养肺气"；《养生论》里说："夏气热，宜食菽以寒之，不可热也"。意思是，夏天尽管天气热，但人们不可食苦味的食物太多，一定要多吃点辛味的食物，这样可避免心气偏亢（中医学认为苦味入心），有助于补益肺气（心属火、肺属金、火克金，心火不亢，肺气平和）。

此外，夏天一定要少吃性热的食物，如羊肉、狗肉等。

3．饮食以温为宜

《养生论》中指出："夏之一季，是人脱精神之时，此时心旺肾衰，液化为水，不问老少，皆宜食暖物，独宿调养。"此处"心旺肾衰"，是指阳气旺而阴气弱，食暖物，是为了助阳气，符合"春夏养阳"的原则。又如何食暖物呢？养生家们认为，在早、晚餐时喝点粥是大有好处的，这样既能生津止渴，清凉解暑，又能补养身体。如豆粥有补肾消水肿的功能，肾功能较差的人最好多食用；荷叶粥能解暑热、清胃润肠、止渴解毒，可治嗓子痛；莲子粥能健脾和胃、益气强志，对腹泻、失眠、遗精、白带多等均有一定的疗效；百合粥能润肺止咳、养心安神，最适合肺阴不足的老年人食用；冬瓜粥有利水消肿、止渴生津的功能，并有降低血压的作用；银耳粥有生津润肺滋阴养肺的功能，可以治疗高血压和慢性支气管炎；黄芪粥则可治脾虚所致的水肿；豆浆粥和皮蛋淡菜粥则可治疗血管硬化、高血压和冠心病。

4．宜喝自制冷饮

中医学认为，夏季人体阳气在外，阴气内伏，胃液分泌相对减少，消化功能低下，故切忌因贪凉而暴饮。如果过量，会损伤人体脾胃的阳气，使人胃胀难受，以致腹痛、腹泻，所以民间谚语说："天时虽热，不可贪凉，瓜果虽美，不可多食。"这是人们对长期生活经验的总结。

有条件的，根据自己的体质有针对性地自制一些饮料，现简介如下。

香薷饮：洁净的香薷 10 克，厚朴 5 克，用剪刀剪碎；白扁豆 5 克炒黄捣碎，放入保温杯中，以沸水冲泡，盖严温浸 1 小时，代茶频饮，每日 2 次，对于夏季感冒，以及发热、头沉、倦怠、吐泻为主病证者，效果较好。

三仙饮：金银花 10 克，土茯苓 20 克，生蚕豆 30 克，加水煎煮，以蚕豆煮熟为度，饮汁食豆，有消暑健身、清热解毒的作用。宜于伏天好生痱子、疮者。

五豆汤饮料：绿豆、赤白小豆、黑豆、白扁豆各适量，生甘草 10 克，煮沸凉后代茶饮用。本汤营养丰富，味道甜，既可补充盐分，又可清暑解渴。

三花饮：野菊花、荷花各 10 克，茉莉花 3 克，洗净后以沸水冲泡，加盖稍冷后当茶饮，有清暑解热、芳香开窍、去心胸烦热的作用。

如何用冷饮才有利于摄生保健呢？根据《天人相应》的自然法则，在盛夏，应顺应阳气升发的特点，要护养阳气，不可过分损伤才能适应"夏长"之规律。下面仅从摄生保健角度出发，提出几种传统的冷饮保健方法。

（1）脾胃虚弱者的冷饮

山楂焦大麦汤：山楂和焦大麦等量加白糖适量煎煮，冷后饮用，有消食除胀之功，又可消暑增强食欲，适用于脾胃功能虚弱、肉食积滞者饮用。

乌梅汤：乌梅 100 克，去核，加白糖适量煎煮，冷后饮服。乌梅味酸而涩，有生津开胃、除烦涩肠之效，最适用于夏季腹泻及苦夏者服用。

香薷藿佩汤：香薷、鲜藿香、鲜佩兰各适量，煎汤凉却备用。本汤有芳香化浊，祛湿辟秽之功，可除胸闷恶心、口淡黏腻无味、口臭等症，能健脾开胃，改进食欲。极适用于体胖湿盛之人服用，又可防治夏日感冒，被视为酷夏之保健佳品。

问：请问什么是生津？

答：体液称津液或阴液，此液因发热经久易被消耗，病人有发热、口渴、舌红、唇燥等症状。为治疗需予滋养津液之药物，使其解热及生津。惯用的生津之药有玄参、麦冬、生地黄、石斛等。生津的方法可分为"甘寒生津""辛寒生津""益气生津"等。

（2）阴液虚亏者的冷饮

百合绿豆汤：百合和绿豆适量煎汤，凉后代茶饮，有清热祛暑、滋阴增液、润肺止咳之功效，适用于阴虚内热之人饮用，又可防治干嗽久咳。此外，可根据自己的爱好选用一些果质饮料，如猕猴桃汁、草莓汁、刺梨汁等，这些果品之汁，味甘酸性寒凉，营养丰富，清香可口，有健胃消食、补偏救弊之功，又有和阴调阳、滋补强壮之效，故可选用。

（3）冷饮之忌：不论是传统的保健饮料，还是当代的新型饮料，虽然都有良好的清暑解渴之功，但作为饮料，必须知其宜忌，才能收到保健的效果。

①切忌暴食冷饮：在十分炎热的时候，或劳动之后非常干渴之际，切不可贪凉暴吃冷饮。如果过量，轻则胃胀难受，重则会引起消化不良、胃肠炎、腹泻或导致旧病复发。故有谚语说："天气虽热，不可贪凉；瓜果虽美，不可多食。"

②冷饮的种类不宜太杂：选用饮料时，必须根据自己的体质特点和身体状况选用。饮用时不宜种类太多，否则，饮料相互交叉，对身体非但无益，反而有害。

③大汗之后不可过用冷饮：大汗之后，腠理开泄，胃液量少。暴饮冷饮，皮窍骤闭，可引起"汗闭"。冷饮过多，不仅不能尽快地补充调节体内水分和盐类的丢失，反而冲淡了胃液，降低了胃液的杀菌力，而易患胃肠道疾病。

④慢性病患者冷饮宜选择和节制：体质虚弱，尤其是某些慢性病患者，夏季吃冷饮要格外注意。例如慢性支气管炎、哮喘、冠心病等患者，不宜多吃冰冻的冷饮，更不可过量，以免加重病情或诱发旧病。胃溃疡病、胃酸过多的疾病，不宜饮用含酸味的冷饮，避免加重病情。糖尿病患者，不宜饮用含糖较多的冷饮等。一般情况下，对正常人的冷饮，加糖也不宜过多，否则饮后会感到口中甜腻或胃部不适。

5．清热祛暑，当数苦瓜

苦瓜为葫芦科，苦瓜属蔓性一年生植物，又称凉瓜、癞瓜、红羊、红姑娘、菩达、癞葡萄、锦荔枝等。苦瓜原产印度尼西亚，约宋代传入我国。苦瓜为纺锤形或长圆筒形，外皮有许多瘤状突起，嫩时呈绿色或淡绿色，后变为绿白色，成熟后为橙红色。苦瓜南方栽培较多，近几年北方也多了起来。因其有苦味，一些人不爱吃，但习惯后即觉得清脆爽口，别有风味。

苦瓜营养丰富，可生吃，亦可熟食。生吃需用糖拌，食之甜脆清香。熟食多作菜的配料，用苦瓜焖鱼，鱼肉不沾半点苦味。故苦瓜又有"君子菜"的美名。如不习惯苦瓜的苦味，食时可将苦瓜切开，用盐腌制片刻，然后炒食即可减轻苦味。

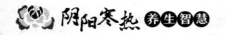

或将苦瓜切开用水浸泡后烹饪，也可减弱苦味。

苦瓜味苦，生性寒，熟性温，无毒。生吃可清暑涤热、明目解毒，熟食能养血滋肝、润脾补肾。可治中暑、痢疾、赤眼疼痛、痈肿丹毒、恶疮等症。《本草纲目》说苦瓜"除邪热、解劳乏，清心明目。"《滇南本草》说苦瓜能"泻六经实火，清暑，益气，止渴。"《泉州本草》记载：苦瓜"主治烦热消渴引饮、风热赤眼、中暑下痢。"防治中暑，可取新鲜苦瓜1个，截断去瓤，放入茶叶，封合，悬挂通风处阴干，或水煎或泡开水代茶饮，每次10～15克。苦瓜250克洗净去瓤，切成细丝，荤油爆炒，加入少许葱姜调料，佐餐用，可清热润脾，养肝明目。疮疖患者可用苦瓜1～2个，剖开去瓤后切碎，用水煎服。患湿疹、痱子可用嫩苦瓜或其鲜叶揉擦患处，或焙干后研末，以茶油敷患处。痢疾患者可将新鲜苦瓜捣烂，绞汁，再用开水冲服。取苦瓜子若干，炒熟研末，每次服6～10克，每日3次，以适量黄酒送服，10天为一疗程，可治阳痿、遗精等症。

现代药理研究表明，苦瓜含有大量奎宁，所以能清火解热。苦瓜还具有防癌作用，研究人员将苦瓜中的蛋白脂类物质提取出来注入患有淋巴癌的老鼠体内，可使老鼠的存活时间延长。科学家认为，苦瓜中的蛋白脂类物质能提高老鼠的免疫功能，有助于杀伤癌细胞。因此，他们预言苦瓜有可能成为治癌新药。我国科学家发现，苦瓜中含有类似胰岛素的物质，可降低血糖，故糖尿病患者经常食用苦瓜有一定的疗效。

食用苦瓜好处虽多，但脾胃虚寒者不宜生食，以免引起吐泻腹痛。

6. 夏季养生"以热制热"

初夏时节天气转热，一些人早早打开空调享受清凉。然而实践证明：冷水浴、电风扇及空调等虽能使局部温度降低，但总体上说，体内热量难以及时散发，皮肤虽然凉爽了，心中反觉更热了。实际上"以热制热"有助于安然度过炎炎盛夏。

（1）耐热锻炼：人体的热耐受能力与热应激蛋白有关，而这种热应激蛋白合成的增加，与受热程度和受热时间有关。经常处于高温环境中，热应激蛋白的合成增加，使人体的热耐受力增强；以后再进入高温环境中，人体细胞的受损程度就会明显减轻。科学研究还揭示，获得或提高热耐受能力的最佳方法是进行耐热锻炼，即在逐渐升高的气温下进行锻炼，以达到适应更高温度环境的目的。进行耐热锻炼时虽会大汗淋漓，但过后体温反会降低，使缺氧程度减轻，体温调节功能提高，热适应能力增强，不但可增强体质和耐热能力，还可有效地防止中暑。

（2）喝热茶：冷饮只能暂时解暑，不能持久解热、解渴。饮用热茶，可消暑解渴、清热凉身。饮热茶后能扩张血管，促进汗腺分泌，排汗畅快，大量汗液通过皮肤表面的毛孔渗出体外而挥发，带走大量体热，能大范围降低体表温度 2～3℃。此外，茶叶中的茶碱有利尿作用，排尿也能带走大量的热量。且茶水不但能刺激唾液分泌，而且能与唾液发生反应，滋润口腔，产生清凉感觉，而冷饮无此作用。

（3）热水洗脚：脚有第二心脏之称，人的脚上分布有全身的代表区和五脏六腑的反射点。古人素有"睡前洗脚，胜吃补药"之说，夏季也不例外。当时虽然感觉有点热，但事后反而会带来凉意和舒适。

（4）洗热水澡：夏天洗冷水澡会使皮肤收缩，汗腺分泌停止，洗后反觉更热。而洗热水澡时，热刺激大脑温度感受器，热信息传递到体温调节中枢，再经过一系列的神经反射调节，皮肤毛细血管和毛孔迅速扩张，汗液分泌加强，从而有效地将人体深部的热量散发出去，使人感觉凉爽。

7. 夏补三伏

中医养生素有"夏补三伏"之说。但酷暑盛夏之时进补会不会有"火上加油"或"虚不受补"的不良反应呢？答案是否定的。

"三伏"之际，人体气血趋向体表，形成了阴气盛于外而虚于内的生理状态。汗出太多，机体就会丧失大量水分、无机盐类和维生素，加之夏季胃液分泌相对减少，人的食饮减退影响消化吸收，致使营养补气相对减少。此外，酷暑夜短，蚊虫干扰，睡眠相对不足，从而易使人体出现虚证，根据"虚则补之"的原则，只有用补法才能调整机体功能。对于阴虚者，天越热阴越虚，阴越虚则虚火越旺，此时补阴，犹如久旱遇甘霖，不会"火上加油"。对阳虚内寒者，暑热越盛，阳气越伤，体内越寒，此时进补，恰似雪中送炭，也绝不会"虚不受补"。问题的关键是如何进补？所谓"补法"，并非单纯地进食美味佳肴或吃补药，而是综合调摄。补的方法多种多样，但主要有神补、食补、药补、精补等。

（1）顺时调神：即"神补"。首先，在盛夏时节，宜顺应自然，合理安排作息时间。《黄帝内经》指出："夏三月，夜卧早起，无厌于日。"其意是指暑天可适当晚睡，早些起床，中午适当安排 1.5～2 小时的午休。在清晨或傍晚时，可选择公园，河边、湖畔、庭院等空气新鲜处，进行散步、太极拳、太极剑、导引保健功法、气功锻炼，使心情舒畅，胸怀宽阔，神清气和，精力充沛，心神得养。如果条件允许，还可参加外出旅游、消夏避暑，既使人心旷神怡，又可锻炼身体。

（2）因人施膳：即"食补"，是指用不同食物补养和调整机体的偏颇。体质偏于气阴虚者，可适当选些甘寒益阴补肾之品，如龟、鳖、鸭、鹅肉做菜肴；偏于阳气虚者，可适当选用温性食品进补，如牛肉、鸡肉、羊肉等，以温中益气，填补精髓，增强体质。但由于夏季人体消化功能较弱，因此，除适当服食一些上述补品外，饮食宜清凉味淡，少食肥甘油腻厚味之品。此外，在炎热的夏季，适当饮用一些保健消暑饮料是必要的，但切忌过度贪凉饮冷。大汗之后不可暴食冷饮，某些慢性病患者更应有所选择。例如，慢性支气管炎、哮喘、冠心病、脑血管病患者，不宜多吃冰冻的冷饮；糖尿病患者不宜饮用含糖的冷饮，胃溃疡病不宜过饮太酸的饮料等，以免带来不良后果。

（3）辨证服药：此为"药补"。阴虚体质者，可以适当服用一些滋阴清火、生津止渴之品，如西洋参、沙参、麦冬、五味子、石斛、玉竹等，以及生脉饮、西洋参蜂王浆等中成药。阳虚者，可选用巴戟天、蛤蚧、鹿茸等助阳之品，或选用金匮肾气丸、龟龄集等中成药。气偏虚者，可选用人参、黄芪。

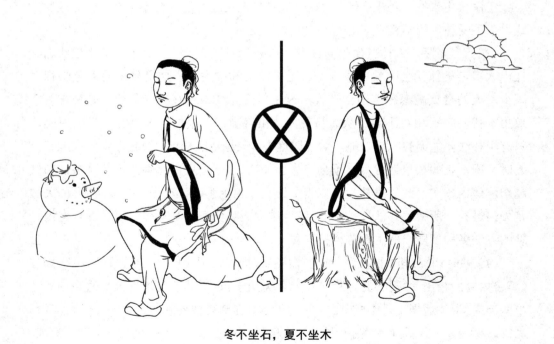

冬不坐石，夏不坐木

8．冬不坐石，夏不坐木

许多上了年纪的人都有个习惯，不论冬夏，到公园晨练或游玩时，手里总会捎上个小垫子，以备休息时用。

中医有句俗话"冬不坐石，夏不坐木"。"冬不坐石"是因为石头具有聚温性及传导性，在冬季十分寒冷，属阴邪，对人体有侵害。中医学认为，冬季养生应以敛阴护阳为根本，如果久坐石凳，寒凉侵入人体，会导致新陈代谢失调，尤其容易伤及肾脏。"夏不坐木"是因为夏天气温高、湿度大，久置露天的木质椅凳，由于露打雨淋，含水分较多，虽然表面看上去是干燥的，但经太阳一晒，便会向外散发潮气，在上面坐久了，会诱发皮肤病、痔疮、风湿和关节炎等。中医学认为，湿为阴邪，损伤阳气，容易伤害脾胃功能，导致消化不良。

因此，夏日在户外乘凉的人们，尤其是老年人，应常备个薄垫子。如果没有，也不要在长椅上久坐，尤其在雨后。否则，不仅不利于血液流通，还容易患病。

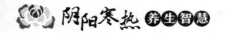

三、秋季养生

秋天是从立秋之日起，到立冬之日止，其间经过处暑、白露、秋分、寒露、霜降6个节气。并以中秋（农历八月十五日）作为气候转化的分界。

《管子》指出："秋者阴气始下，故万物收。"这里的阴气始下，是说在秋天由于阳光渐收，而阴气逐渐生长起来；万物收，是指万物成熟，到了收获之时。从秋季的气候特点来看，由热转寒，是"阳消阴长"的过渡阶段。人体的生理活动，随"夏长"到"秋收"而相应改变。因此，秋季养生皆不能离开"收养"这一原则。也就是说，秋天养生一定要把保养体内的阴气作为首要任务，正如《内经》里所说："秋冬养阴"。所谓秋冬养阴，是指在秋冬养收气、养藏气，以适应自然界阴气渐生而旺的规律，从而为来年阳气生发打基础，不应耗精而伤阴气。

1. 要多吃些能滋阴润燥的饮食

燥为秋季的主气，称为"秋燥"，其气清肃，其性干燥，每值久晴未雨、气候干燥之际，常易发生燥邪为患。燥邪伤人，易伤人体津液。所谓"燥胜则干"，津液既耗，必现一派燥象，常见口干、唇干、鼻干、咽干、舌干少津、大便干结、皮肤干甚至皲裂等病症。为防止燥邪伤人，在饮食方面，一定要多吃能够滋阴润燥的饮食，具体地说，下列饮食及药膳可供选择。

银耳：又称白木耳，具有补胃、润肺生津、提神、养胃、健脑、益气等功效，秋天常吃，可防燥邪伤肺。

甘蔗：味甘、涩，性平，有滋阴润燥、和胃止呕、清热解毒之功，适用于津液不足所致的口干便秘、咳嗽痰少及胃津不足之干呕、热邪伤津所致的口渴心烦。

燕窝：属珍贵补品，其蛋白质含量特别高，有养阴润燥、益气补中、延年益寿之功效。秋季常吃，可防燥邪伤肺。

梨：性寒、味甘，有润肺、消痰、止咳、降火、清心等功效，适用于秋燥或热病伤阴所致的干咳、口渴、便秘以及内热所致的烦渴、咳喘、痰黄等。

芝麻：性味甘平，有养阴润燥、止咳平喘之功效，适用于阴液不足所致的肠燥便秘、皮肤干燥及肝肾精血不足所致的眩晕、头发早白、腰膝酸软。此外，对产后血虚乳汁不足亦有效。

乌骨鸡：此种鸡被视为妇科圣药。用作秋冬之际药膳很有功效。其功能为滋阴清热、补肝益肾。对于阴虚之五心烦热、潮热盗汗、消瘦、咽干、咳嗽效果很好。

猪肺：味甘，性微寒。其功能为补肺。中医学认为，肺与秋令相应，故猪肺在秋季多食之，"以脏补脏"。

豆浆：性味甘平。功能：补虚润燥、清肺化痰，常用于身体虚弱及产后血气不足、久病肺虚咳嗽及痰火哮喘。

问：请问什么是和胃？

答：又称为和中，为治疗胃气不和的方法。胃气不和症状有胃脘胀闷、嗳气吐酸，脉涩等症状。可用陈皮、姜半夏、木香、砂仁等。

饴糖：味甘。有补虚、润肺、止咳、止痛的作用。可作为体虚者及小儿、产妇的滋养品。对于肺虚、肺燥痰多、乏力咳嗽亦有疗效。

蜂蜜：既是滋补佳品，又是治疗多种疾病的良药。蜂蜜含果糖39%、葡萄糖34%，这两种单糖均能直接供给热量，补充体液，营养全身，对于津液不足诸症、脾胃阴亏或气虚所致的胃脘疼痛等均有一定疗效。

以上所举食物和药膳，只是对正常人及血虚、阴虚体质的人而言。若是脾胃功能低下、时常脘腹胀满、大便泄泻者，最好不要吃上述食品和药膳，因为它们性属偏凉，应该首先调理脾胃功能，在脾胃功能恢复后，再少吃一点滋阴食品和药膳。

2. 要"少辛增酸"

所谓少辛，就要少吃一些辛味的食物。这是因为肺属金，其气通于秋，肺气盛于秋。少吃辛味，以防肺气太盛。中医学认为，金克木，即肺气太盛可损伤肝的功能。故在秋天要"增酸"，以增加肝脏的功能，抵御过盛肺气之侵入。

根据上述原则，在秋天一定要少吃一些葱、姜、韭、椒等辛味之品，而要多吃一些酸味的水果和蔬菜。

苹果：中医学认为，苹果具有生津、润肺、除烦、开胃、醒酒等功效。同时，有机酸也有刺激肠道作用。纤维素可促进肠道蠕动，通大便、治疗便秘。

石榴：性味甘、酸、涩，温。甜者如蜜，含糖量很高；酸者，入口齿根生水，酸中泌甜。若是声嘶、咽干者，用鲜果 1～2 个，去皮、慢慢嚼服（吐核），每日 2～3 次。

葡萄：性味甘、酸，鲜食酸甜适口，生津止渴，开胃消食。

阳桃：性味甘、酸、平，其果能生津止渴。据古代医书记载："止渴解烦、除热、利小便，除小儿口烂，治蛇咬伤症。"秋天若患风热咳嗽，用阳桃洗净鲜食；若患咽喉肿痛，将鲜阳桃洗净生食，每日 2～3 次。

柚子：性味酸，寒、无毒。其功能理中除胀、健胃消食，具有消除人体疲劳的作用。

柠檬：味极酸、甜，具有生津、止渴、安胎等功效。它是各种水果中所含枸橼酸最多的一种。

山楂：性味酸、甘、微温，营养极丰富，维生素 C 含量在水果中居第三位。山楂有解毒、化痰、散瘀、增进食欲等功效。

以上仅是以水果为例来说明，秋天常吃酸味的食品大为有益。当然，还有不少蔬菜常吃也大有好处，这里就不一一列举了。总之，在秋天要适当多食些酸的，这样就能增加肺的功能，以防肺气太过而伤肝。

3．提倡早晨喝粥

中医养生学家还提倡在秋天每天早晨喝粥，如明代李梴认为："盖晨起食粥，推陈致新，利膈养胃，生津液，令人一日清爽，所补不小。"那么，秋天究竟该喝什么粥较好呢？

甘蔗粥（《养老奉亲书》）：用新鲜甘蔗，榨取汁 100～150 毫升，兑水适量，同粳米煮粥。本药粥功能清热生津、养阴润燥，适用于热病恢复期、津液不足所致心烦口渴、肺燥咳嗽、大便燥结等。

黄精粥（《饮食辨录》）：选用干净的黄精 10～50 克，煎取浓汁后去渣或用新鲜黄精 30～60 克，洗净后切成片，煎取浓汁，去渣，同粳米煮粥，粥成后加入白糖适量即可。

本药膳功能为补脾胃、润心肺，适用于脾胃虚弱、体倦乏力、肺虚咳嗽或干咳无痰等。

玉竹粥（《粥谱》）：先将新鲜肥玉竹 80 克洗净，去掉根须，切碎煎取浓汁后去渣，或用干玉竹 20 克煎汤去渣，入粳米，再加水适量煮为稀粥，粥成后放入冰糖，稍煮一二沸即可。

本药膳功能为滋阴润肺、生津止渴，适用于肺阴受伤、肺燥咳嗽、干咳少痰或无痰、或高热病后、烦渴、口干舌燥、阴虚低热不退。

沙参粥（《粥谱》）：先取沙参 15 ～ 30 克，煎取药汁，去渣，入粳米煮粥，粥熟后加入冰糖同煮为稀薄粥，或用新鲜沙参 30 ～ 60 克，洗净后切片，煎取浓汁同粳米、冰糖煮粥服食。

珠玉二宝粥（《医学衷中参西录》）：先把生薏苡仁 60 克煮至烂熟，而后将生山药 60 克捣碎，柿霜 30 克切成小块，同煮成糊粥。

本药粥功能为补肺、健脾、养胃，适用于阴虚内热、劳嗽干咳、大便泄泻。

生地粥（《饮膳正要》）：将生地黄 25 克（鲜品）细切后，用适量清水在火上熬沸约半小时后，滗去汁，再复熬 1 次，合并药液浓缩至约 100 毫升备用；将 75 克粳米淘洗后，煮成白粥，趁热时掺入生地黄汁搅匀。食时可加白糖少许调味。

本药膳具有滋阴益胃、凉血生津之功，可用于阴虚潮热、盗汗、久咳、咯血、食少、消瘦、热证心烦、口渴以及睡起目赤。

以上所述诸粥的确有益于健康。尤其是初秋时节，不少地方仍然是湿热交蒸，以致脾胃内虚、抵抗力下降，这时若能吃些温食，特别是喝些热药膳粥对身体很有好处。其原因是作为药膳重要成分的粳米和糯米，均有极好的健脾胃、补中气的功能。

问：请问什么是养阴？

答：又称"益阴""滋阴"，为治疗阴虚证的方法。有心阴虚、肝阴虚及肾阴虚之分。

---

4. 秋冬养阴好比傍晚浇花

一般来说四季均可补，但秋冬最佳。这是因为秋冬是阴长阳消的阶段，顺应这个趋势养阴，效果就会比其他时候要好，这好比一株干渴的鲜花，春夏养阴犹如中午浇花，浇下去的水分会被蒸发掉一大半，而秋冬养阴就好比傍晚浇花，同样多的水分不但不会被蒸发，还可兼得晨露的滋养。中医学认为，久病伤阴，许多慢性疾病如糖尿病、甲亢、高血压、慢性肾病、更年期综合征等，均有不同程度的阴虚表现，养阴补虚是这类慢性疾病调理的重要原则。

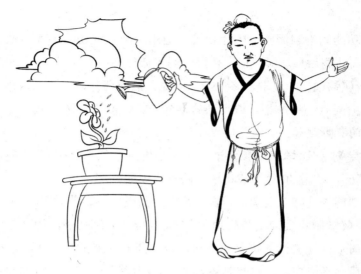

秋冬养阴好比傍晚浇花

水为阴气之源，因此，秋冬季节应多喝水。除喝水之外，还可食用藕、鱼、萝卜、胡萝卜、黑木耳、白木耳、芝麻、土豆、莴苣、白菜、花菜、红薯、蜂蜜、梨、花生、枸杞子、麦冬、胖大海等养阴之品。

如今，生活在钢筋水泥建筑里的人们离地面（尤其是泥土）越来越远，吸取的地气（阴气）越来越不足，而这也影响到机体的阴阳平衡，使得体内的"阴"相对不足，引起阳热的偏亢，于是，人们越来越容易上火，热性疾病越来越多。所以，走进大自然的怀抱，漫步田野、山村、公园，都有助于养阴而调整机体阴阳。

再就是护阴。汗出过多就会损人体之"阴"，因此，防止汗过多是护阴之关键，在秋冬季锻炼身体，要防止运动过度，避免大汗淋漓。

5. 饮食清润防秋燥

秋天是发病较多的季节，尤其是因为气候干燥，人们往往会在不同程度上感到口、鼻、皮肤等部位有干燥感，甚至出现皮肤干瘪、毛发不荣、小便短少、大便干结、干咳无痰或少痰以致发生咯血、鼻血等症状，中医学称之为"秋燥"症。因此，秋季应特别注意饮食调理，重要的是突出"清润"两字，即养阴清燥、润肺生津。可从以下几个方面着手。

首先针对"燥胜则干"和"燥易伤肺"的特点，秋季宜多吃一些有利于清燥润肺的食品，并注意多饮开水、淡茶、菜汤、豆浆、牛奶等，而对于辣椒、胡椒、大葱、生姜等燥烈食品则应少食，同时应禁吸烟，少喝酒，以减少引起燥症的诱因。

其次可选择一些中药。如贝母、麦冬、白菊花等配合食品制成药膳或饮料进行调理。如贝母雪梨：用雪梨1只横切两段，挖去梨心用清水泡10分钟并在空心内放上敲碎的冰糖25克，煮熟糯米25克，贝母3粒后合上梨，放入蒸杯内，掺入少许清水，蒸约1小时即可食用。麦冬饮：用麦冬3～5粒打碎，沸水冲泡代茶饮，皆有润燥止咳之功。

另外还可适当进补。秋季滋补食品较容易被机体消化、吸收和贮藏，尤其是对身患慢性病的中老年人。但进补同时亦需考虑润燥，因此宜采用平补之法。首选的是亦补亦润的鸭肉、海参、甲鱼、燕窝等品。鸭肉可补虚除烦热、和脏腑利水道，甲鱼能滋阴凉血、补肾健骨，海参能补肾益精、养血润燥，其他如鸡肉、鸽肉、牛肉等平和之品亦可适当选用，而羊肉、狗肉等辛温燥烈之品，除非有阳虚体质，否则不宜食用。

6．老年人防秋燥症的方法

立秋之后，不仅天气渐凉，而且气候干燥。由于人体在夏季过多地发泄之后，各组织均感水分不足，如感受风凉，易引起头痛、流泪、咽干鼻塞、咳嗽、胃痛、关节痛等一系列症状，医学上称之为"秋燥综合征"。而老年人因主要脏器老化，功能减退，对秋令气候的变化适应能力变差，更易患病。所以，老年人应特别注意预防"秋燥症"。

一是饮食调养。秋令老年人的饮食应以"清润"为宜，适当多饮些开水、淡茶、豆浆以及牛奶等饮料，还应多吃些萝卜、番茄、豆腐、银耳、梨、柿子、香蕉等。这些食物有润肺生津、养阴清燥之功效。要禁烟、酒以及辣椒等燥热之品。中秋过后及暮秋时节，人们的精气开始封藏，进食滋补食品较易被机体消化、吸收和藏纳，对患有慢性病的老年人，暮秋进补更有健身、祛病、延年之裨益。这时可适当多吃些鸡、鸭、牛肉、猪肝、鱼虾以及莲子、大枣等。

二是勤习吐纳。实践证明此法对肺、肾、目、具有较好的保健功能。因此，每日清晨洗漱完毕，于静室内闭目静坐片刻，先叩齿36下，然后用舌在口中搅动，待口中唾液满后，漱几遍，分3口咽下，并用意送至丹田，再缓缓将气从口中呼出，而后两手半握拳，轻轻打击背部，左、右各3次。若以上方法早、晚各做1次，对预防秋燥大有功效。另外，老年人在起居上应做到早睡早起，使意志安逸宁静，这样可以收敛神气，从而保持肺的清肃功能。

　　三是适应秋冻。俗语说一场秋雨一场凉，十场秋雨要穿棉。秋天气候变化较大，体质较好的老年人，衣着以轻装薄素为宜，不可顿添厚衣，以增强机体的耐寒能力，这样有利于对气候变化的适应，故在我国民间素有"春捂秋冻"的说法。对抵抗力较弱的老年人来说，此时易于旧病复发，或增患新病，宜逐渐增添衣服。另外，老年人在力所能及的情况下，要坚持锻炼，这对增强体质、防病保健大有裨益。锻炼的项目要合理选择，如打太极拳、练气功、慢跑、散步、做操等。

四、冬季养生

冬季是从立冬日开始，经过小雪、大雪、冬至、小寒、大寒，直到立春的前一天为止。冬三月草木凋零，冰冻虫伏，是自然界万物闭藏的季节，人体的阳气也要潜藏于内。因此，冬季养生的基本原则是要顺应体内阳气的潜藏，以敛阴护阳为根本。也就是说，人体的生理活动因冬季气候特点的影响而有所收敛，并将一定能量贮存于体内，为来年的"春生夏长"做好准备。与此同时，又要有足够的能量来维持冬季热能的更多支出，提高机体的抗病能力。

现代营养学研究证实，在低温条件下，人体热量消耗有明显增加，基础代谢增强，热量消耗增高的幅度则常因实际暴寒情况而有较大出入。冬季膳食的营养特点应该是增加热量，保证与其暴寒和劳动强度相适应的充足热量。

1. 冬季宜多食的食物

羊肉：冬吃羊肉，是非常合适的。因为，羊肉性温，能给人体带来热量。中医学认为，羊肉是助元阳、补精血、疗肺虚、益劳损之妙品，由于羊肉含丰富的钙质、铁质，高于猪肉、牛肉，所以吃羊肉对肺病、气管炎、哮喘和贫血、产后气血两虚及一切虚寒证最为有益。

狗肉：味甘、咸、酸，性温，其功能为安五脏、暖腰膝、益肾壮阳，若老年体弱、腰痛足冷，可于腊月取狗肉煮食。冬天里常吃狗肉，可感周身温暖，能够有效地抗御外来寒邪的侵袭。

鹅肉：自古以来流传着"喝鹅汤，吃鹅肉，一年四季不咳嗽"的谚语。《本草纲目》上记载："鹅肉利五脏，解五脏热，止消渴。"也正因为鹅肉能补益五脏，所以常食鹅汤、鹅肉，不会令人咳嗽。中医学认为，鹅肉味甘性平，鲜嫩松软，清香不腻，在深冬食之符合中医养生学"秋冬养阴"的原则。此外，用鹅肉炖萝卜，还可大利肺气、止咳化痰平喘。而深冬感冒较多，经常吃一点鹅肉，对治疗感冒和急慢性气管炎有良效。总之，鹅肉物美价廉，尤适用于冬季食用。

萝卜：有句谚语"冬吃萝卜夏吃姜，不劳医生开药方；萝卜上了街，药铺不用开。"上述谚语，虽有些夸张，但却很有道理，萝卜功能顺气消食、止咳化痰、除燥生津、散瘀解毒、清凉止渴、利大便。如用白萝卜煎汤，可治伤风感冒；若煤气中毒头晕、恶心，可服白萝卜汁。

鸭肉：冬季除吃一些能补阳的食物外，还要注意养阴。因为，中医养生学认为"秋冬养阴"。鸭肉营养丰富，是滋补妙品。《日用本草》说鸭能"滋五脏之阴"。鸭肉尤适用于体内有热，上火的人食用。尤其是一些低热、虚弱、食少、大便干燥和水肿的人，食鸭肉最有益。但对脾胃虚寒的人，则不宜食用。

核桃：因其产热量为粮食和瘦肉的2倍，故冬令常吃核桃，非常有益于健康，凡冬季身体虚弱者，每天早、晚各吃1～2个核桃仁，可起到滋补保健及治疗作用。若冬季便秘者，可用核桃仁60克、黑芝麻30克共捣烂，每早服1匙，用温开水送下，功效显著。

> **问**：请问什么是顺气？
> **答**：又称降逆下气，为治疗肺胃气上逆之方法。如肺气上逆而咳嗽哮喘，多痰时予以定喘汤治疗。又如胃因虚寒而气上逆、呃逆不止、脉迟时可投与丁香柿蒂汤。

栗子：栗味甘性温无毒，有养胃健脾、补肾强筋、活血止血功效，极益于冬季食用。它兼有大豆和小麦的营养，对人体健康大有益处。

白薯：味美价廉，营养价值很高。李时珍在《本草纲目》中指出："白薯蒸、切、晒、收，充作粮食，称为薯粮，使人长寿少病"，在严寒的冬天，适当吃些白薯，亦能对身体有较好的滋补作用。

以上所述食品只是举例，实际上适宜于冬季食用的食品还有一些。但上述食品在冬季一定不可缺少，只有这样，才能使我们的身体适宜于严寒的冬季。

2. 少食咸而多食苦

冬季在饮食调养方面，中医学还认为应少食盐，多吃点儿苦味的食物。这是因为冬季为肾经旺盛之时，而肾主咸，心主苦。从中医学五行理论来说，咸胜苦，肾水克心火；若咸味吃多了，就会使本来就偏亢的肾水更亢，从而使心阳的力量减弱。所以，应多食些苦味的食物，以助心阳，这样就能抗御过亢的肾水。正如《四时调摄笺》里说："冬月肾水味咸，恐水克火，故宜养心。"

此外，冬季切忌黏硬、生冷食物。因为，此类食物属阴，易使脾胃之阳受损。但有些冷食对某些人亦可食，如脏腑热盛上火或发热时。比如，上焦蕴热上火，症状为舌尖红赤、苔黄，多见于风热型感冒、咽喉炎、扁桃体炎或心火上升等情况，中焦热盛上火，症状为尿黄赤、量少、便秘燥结、喜冷饮、苔黄厚；下焦热盛化火，多见于患有肾盂肾炎、膀胱炎、尿道炎等泌尿系统感染及舌根部质红、苔黄厚。在上述情况下，均可适当进食冷食，但需注意的是，每次吃冷食不宜过多、过量，以防损伤脾胃。

还有，冬季饮食对正常人来说，应当遵循"秋冬养阴"、"无扰乎阳"的原则，即是食用滋阴潜阳、热量较高的膳食为宜，如藕、木耳、胡麻仁等物皆是有益的食品。

3．冬季保阴潜阳

"保阴潜阳"是冬季饮食的基本原则。所谓"保阴潜阳"，是指所食的食物要有敛阳护阴的作用。这是因为冬季是一年中最冷的季节，万物生机闭藏，阳气潜伏，阴气盛极，草木凋零，昆虫蛰伏；同样，人体新陈代谢也处于相对缓慢的状态，同化大于异化。胡麻仁、鳖、龟、藕、木耳，这些食物都有滋阴潜阳的作用，可适当多吃一点。冬季虽宜热食，但燥热之物不可过食，以免使内伏的阳气郁而化热。此外，冬季切忌黏硬、生冷食物，此类属阴，易伤脾胃之阳，肾阳虚者，常易造成中气下陷，形寒肢冷、下利清谷等病症。还有，深冬的饭菜可适当味重浓厚一些，有一定量脂肪类。深冬由于新鲜蔬菜较少，易发生维生素缺乏症。因此，深冬要特别注意摄取黄绿色蔬菜，如胡萝卜、油菜、菠菜及绿豆芽等。

4．冬季保健宜"寒头暖足"

"寒头暖足"是古代医家泻实补虚的治疗准则，也是一条养生保健的重要原则。

先说"寒头"。一般情况下人的头部总以相对地保持寒凉为好，这样才有利于健康。人们工作紧张忙碌之时，用冷水洗一洗脸，能起到清醒头脑和提高思维能力的效果。长年坚持用冷水洗脸还能预防感冒。具体做法是先打上一盆冷水，事先吸足一口气，将整个脸部浸泡在水中，能坚持多久就坚持多久，可以反复进行几次；再将双手浸泡入水中数分钟，然后再用毛巾蘸水清洗脸部。这样做既可以润肤明目，又可醒脑提神，还可驱寒，更可预防感冒。

再说"暖足"。人的足部距离心脏最远,最易受到寒邪侵袭,因而有"寒从脚下起"之说。因此,足部保暖很重要。有的人常用炉火烤足,这样容易导致足部皮肤皲裂。最好的暖足方法是用热水烫足。做法是先用脸盆准备半盆热水,旁边再准备一个热水瓶,然后双足入盆浸泡,水温宜高一些,但必须忍受得了,并以不伤足为原则。每次泡足最好在 20 分钟以上,水温低了就从热水瓶中倒入一些高温的水,使水温始终保持热烫。

坚持用热水洗足可以驱散寒气,温暖全身,促进周身血液循环,及时消除疲劳;早上运动之后用热水洗足可以健脑强身,夜晚就寝以前用热水泡足可以提高睡眠质量;用热水烫足还有利于治疗脚癣。

5."若要小儿安,常带三分饥和寒"

俗话说:"若要小儿安,常带三分饥和寒。"这话流传民间已经千百年了,已经成了我们中华民族抚育小儿成长的一条重要经验。它有没有科学道理呢?应该说,它是很有科学道理的,而且载入了中医学的史册。

要理解这句话的含义,还得从小儿的体质和生理病理特点谈起。

中医学认为,小儿如初生的幼芽,是"稚阴稚阳"之体,阴阳之气都是幼小的,但同时又是处于生长发育阶段,朝气蓬勃,生机旺盛,中医把这种生理的特点称为"纯阳"之体。

人身是一个运动着的小天地,无时无刻不在进行着生命的活动。这种生命活动是靠人身的阴阳之气相互协调来完成的,阴阳之气不协调,就会发生疾病。对于小儿来说,阴阳之气相互协调的特点是什么呢?这是上面所说的,一方面阴阳之气幼弱,另一方面生机旺盛,阳气偏旺。因为, 阳气是生命活动的推动力,阴气是生命活动的物质基础,二者是相辅相成的。然而,对于小儿生长发育来说,阳气的作用,显得尤其重要。

维护小儿阴阳之气的协调,增长小儿的阴阳之气,保护小儿阴阳之气不受损害,这就是小儿保育的真谛所在。

然而,天下父母谁不疼爱自己的儿女?暖衣重裘,美餐饱食,生怕冻了,饿了,现在是这样,古代也是这样,千百年来爱子之心如是,殊不知"过爱小儿则反害小儿"!

过暖,必然容易出汗,或者暗耗人体的阴液,使人体阴阳协调失去平衡,必然发生疾病,更何况小儿纯阳之体,阳气偏旺,过暖过热更会助使阳气偏亢,消耗阴液。因此，过暖是小儿抚养保育中的一个大忌。再说，穿戴过多，包裹过暖，身体出了汗，又不易警觉，反而容易感冒。

过冷，就必然损伤脾胃，小儿脏腑娇嫩，脾胃尚不足，另一方面，由于生长发育的需要，机体对水谷精微营养物质的需求十分迫切，这就构成了"供"和"求"的矛盾。这种矛盾状态使小儿的脾胃容易受病，饥饱不常，饮食不洁及其他因素，均容易造成脾胃疾病，《内经》中有一句名言："饮食自信，肠胃易伤。"如果小儿饮食不知节度，必然造成脾胃疾病，脾胃功能失调，更不能化生水谷精微，消化吸收失职，营养物质就不能吸收，小孩的生长发育就要受到影响。

因此，古人提出的"若要小儿安，常带三分饥和寒"是有道理的，是针对世俗的流弊而提出来的，是纠偏的方法。显然，不可片面认为必须让小儿受冻挨饿。"常带三分饥和寒"的真正含义，应该是饥饱适中，寒暖适宜，对于爱子心切的父母来说，"若要小儿安，常带三分饥和寒"是警钟。

早在元代，名医张从正在医学著作《儒门事亲》中就明确提出："过爱小儿反害小儿。"他在书中说当时的人抚养孩子，即使是在夏天炎热的季节，也以棉布夹袄来怀裹肚腹，整日抱在怀中，炎热的气候与人体的热气互相蒸腾，使小孩在蒸腾中生活；气候稍微转凉，就躲藏在内房密室之中，放下门帘窗帘，热炕红炉，使"微寒不入，大燠不泄"，即使是年老体弱的人也不能这样密藏温暖，更何况是"纯阳之体"的小儿呢？温室里的花朵不耐风寒，寒冷的刺激能使人肌腠密，抵抗力强，提倡"耐三分寒"对小儿来说是有好处的。《礼记·曲礼》也说"童子不衣裘裳"，就说明这个道理。

这位著名的医学家还谈到，当时的人喂养小儿，不去观察了解小儿的肠胃能容纳多少食物，一听见小儿哭啼，就认为是饥饿号哭，赶忙喂奶，直到吃饱过余呕吐为止，等到小孩慢慢长大，能吃饮食东西的时候，小孩一说要吃就给，没有节度，怎么会不生病呢？

最后，这位名医指出："富贵之家，衣食之余，生子常夭；贫贱之家，衣食不足，生子常坚。"在旧社会，这类事例是很多的，在今天，人们生活富裕了，难道不要引以为戒吗？

第 *6* 章
饮食分阴阳

- ◆用食物获得阴阳平衡
- ◆蔬食的寒与热
- ◆勿使寒热过之
- ◆食疗要以偏纠偏
- ◆饮食要顺应阴阳寒热

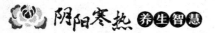

一、用食物获得阴阳平衡

长期生活经验的积累使人们认识到：凡是能够减轻或消除热症的食物都属于寒性或凉性食物。如平素经常吃到的肉类中的猪肉、鸭肉；菜类中的菠菜、黄瓜以及水果类的西瓜和梨等都属于寒性食物。寒性食物、凉性食物皆属于阴，因为阴代表着向下、主静、黑暗、寒冷、内向的一方。属阴的食物可以治疗热证，如苦瓜可以治疗暑热证、梨可以滋阴润燥等。与其相反的是，凡能够减轻或消除寒证的食物则属于温性或热性食物，如牛肉、鸡肉、羊肉、狗肉、胡萝卜、丁香、生姜、饴糖等。温性食物、热性食物皆属于阳，因为阳代表着向上、主动、光明、炎热、外向的一方。一般地说，属阳的食物可以治疗寒症，如羊肉可以治疗怕冷、手脚冰凉等。

中医学认为，任何疾病无论多么复杂，都可以用阴阳来分类，即有的属阴，有的则属阳。阳证，就是急速、进行性、功能亢进性的疾病，在临床上表现为高热、烦躁、口渴、喜冷饮、大便秘结、小便涩痛；而阴证，则是慢性、退行性、功能衰退性疾病，在临床上表现为畏冷、手足厥逆、下利清谷、小便失禁、健忘等。在进行饮食治疗时，一定要分清疾病的属阴、属阳，然后在此基础上选择相应的食物，若不明白食物的阴阳属性，就不会运用饮食来治疗或康复疾病。

用饮食治疗疾病、康复疾病最后的目的应是什么呢？《内经》里明确指出："谨察阴阳所在而调之，以平为期"，这里的"以平为期"即是应用饮食治疗达到的目的。这是因为，人体生理活动的正常状态依阴阳变化之动态相对平衡来维持，人体的病理变化的核心是阴阳失调，故饮食治疗的目的是调整不平衡的阴阳，从而使其变化趋于动态平衡。

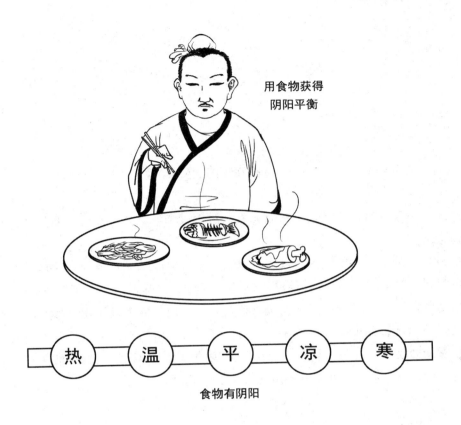

用食物获得
阴阳平衡

食物有阴阳

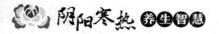

二、蔬食的寒与热

蔬食不仅含有常量元素、微量元素、维生素和纤维素,而且有寒热之分和食用宜忌。

蔬食中偏于寒性的较多,可以清热去火。如常吃的黄瓜能清热利尿。茄子能活血利尿、清热消肿。西红柿能清热解暑、生津止渴、凉血活血。冬瓜能清热去毒、利尿消肿、化痰止渴。白萝卜能清热行气化痰,但胃痛者及服用人参、鹿茸补药的同时应忌食。芹菜能清热利尿、凉血、清肝热、降血压,但血虚者不宜食用。莴苣能清热明目,并可通乳下奶,对生奶疮的妇女尤为适宜。竹笋能清热利尿、化痰开胃,但发疮毒、痈疽者应忌食。

> **问**:请问什么是温中散寒?
>
> **答**:为治疗脾胃阳虚而有里寒证候之方法:因脾胃阳虚而消化不良、吐水、水泻、脉沉细时,可用理中汤。胃胀满冷痛、冷饮更痛、吐水、或食后呕吐、脉沉细而无力,概系胃寒较重所引起,故需投用熟附子、干姜、吴茱萸、高良姜、沉香等作暖胃。

蔬食中也有一些是辛温偏热的,有助于升热散寒。如常吃的小葱能发散风寒、通鼻窍,可治疗风寒感冒。大蒜能温胃行气、解毒杀虫,可增进血液循环,使手脚发热、面部发红。洋葱的功能与大蒜相似,但多食会腹胀。香菜能内通心脾,外达四肢,祛风寒,但阴虚、皮肤瘙痒者应忌食。芥菜能温胃散寒,但多吃可积热生火,发痔疮者应忌食。韭菜能行气活血补阳,但阳亢者和孕妇不宜食用。辣椒能温中散寒,可增进食欲、促进消化,用于治疗风湿、冻疮,但热盛火旺者应忌食。

1．寒性食物

淡豆豉、马齿苋、蒲公英、酱、苦瓜、苦菜、莲藕、蟹、蕹菜、食盐、甘蔗、番茄、柿子、茭白、蕨菜、荸荠、紫菜、海藻、海带、陈皮、竹笋、山慈菇、西瓜、甜瓜、香蕉、猪肠、桑椹、蛏肉、柚、冬瓜、黄瓜、田螺。

2．热性食物

芥子、鳟鱼、肉桂、辣椒、花椒。

3．温性食物

韭菜、小茴香、刀豆、生姜、葱、芥菜、香菜、油菜籽、韭菜籽、香花菜、大蒜、南瓜、木瓜、高粱、糯米、酒、醋、龙眼肉、杏子、杏仁、桃、樱桃、石榴、乌梅、荔枝、栗子、大枣、核桃仁、鹿肉、雀、鳝鱼、淡菜、虾、鳙鱼、鲢鱼、海参、熊掌、鸡肉、羊肉、羊乳、狗肉、猪肝、猪肚、火腿、鹅蛋、香橼、佛手、薤白。

4．凉性食物

茄子、白萝卜、冬瓜子、冬瓜皮、丝瓜、油菜、菠菜、苋菜、芹菜、小米、大麦、绿豆、豆腐、小麦、柑、苹果、梨、枇杷、橙子、西瓜皮、芒果、橘、槐花、菱角、薏苡仁、茶叶、蘑菇、猪皮、鸭蛋、荞麦。

5．平性食物

洋葱、萝卜子、白薯、藕节、南瓜子、土豆、黄花菜、香蕈、荠菜、香椿、青蒿、大头菜、圆白菜、芋头、扁豆、豌豆、胡萝卜、白菜、豇豆、黑大豆、赤小豆、蚕豆、黄豆、粳米、玉米、陈仓米、落花生、白果、百合、橄榄、白砂糖、桃仁、李仁、酸枣仁、莲子、黑芝麻、榛子、荷叶、无花果、李子、葡萄、白木耳、黑木耳、海蜇、黄鱼、泥鳅、鲳鱼、青鱼、鲅鱼、鲤鱼、猪肺、猪心、猪肉、猪肾、鹅肉、龟肉、鳖肉、猪蹄、白鸭肉、鲫鱼、鸡蛋、鸽蛋、燕窝、鳗鲡鱼、鹌鹑、鹌鹑蛋、蜂蜜、蜂乳、榧子、芡实、牛肉、牛奶。

寒凉与温热属两类不同性质。寒凉属阴，温热属阳。温与热、凉与寒具有共性，只是程度上的不同。此外，还有一些平性食品，其寒热偏性不十分明显，实际上也有偏寒偏热的不同，仍未超过四气的范围。就其食物本质而言，名为四气，实为寒热阴阳两性。

食物的寒热温凉，是从人体吃进食物后所发生的反应总结出来的，是与所治疗疾病的寒热性质相对应的。一般来讲，具有清热泻火、滋阴潜降功能的食品性属寒凉，具有温中散寒、温经通络、补益气血、补肾助阳功能的食品性属温热。

《素问·至真要大论》说："寒者热之，热者寒之"。指出了食物四气与治疗原则的根本关系。阳热盛的人用寒凉食品，阴寒盛的人用温热食品，这是饮食疗法的一般原则，至于假寒真热的复杂病症，则非一般饮食疗法所宜。

此外，食物性质的寒热，只能影响人体的阴阳盛衰及寒热方面的变化，并不能概括食疗作用的所有方面。同样，食物性质的寒热，也不能全面概括宜忌的所有内涵，必须与其他方面的内容相结合，才能全面地认识和掌握饮食疗法的宜与忌。

三、勿使寒热过之

　　"寒者热之，热者寒之，微者逆之，甚者从之"是《内经》中关于药物和饮食疗法的基本观点。意思是治疗虚寒性的疾病，要用温热性质的药物和食物；治疗实热性的疾病，要用寒凉性质的药物和食物；治疗轻微的寒性或热性疾病，可用温热或寒凉的药物或饮食，逆其病势而治；治疗严重的以致出现真寒假热或真热假寒的病症，就要用顺从其虚假表面现象的药物和食物治疗。

　　"治寒以热，治热以寒"属疾病的正治法，但要注意的是"勿使过之"。用热不要像烈火一样炙热，用寒不要像冰雪一样寒冷。《内经》中所说的"热无灼灼，寒无沧沧"就是此意。其实，在日常生活中也是这样。比如在炎炎夏季，人们都想吃一些寒凉解暑的冷饮，以清热除烦，但不能过于贪凉饮冷，以免寒邪伤脾害胃，形成腹满胃胀、恶心欲呕、食欲不振的寒邪伤中证候。同样，在寒冷的冬季，人们多喜欢吃一些辛辣温热的食品，以促进血供、驱赶寒邪。但也不能过量，以

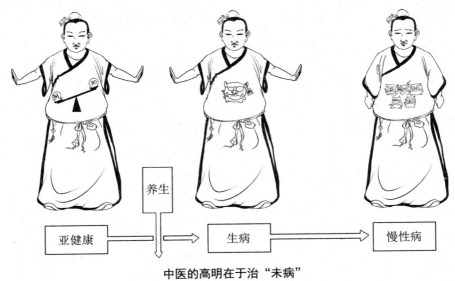

中医的高明在于治"未病"

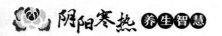

防止升阳动火、迫血妄行、血压升高、口舌生疮。所以，《内经》说："水谷之寒热，感则害人六腑。"

百岁生长衰老变化

年龄（岁）	身　体	形态活动
10	五脏始定，气血已通，其气在下	好走
20	血气始盛，肌肉方长	好趋
30	五脏大盛，肌肉坚固，血脉盛满	好步
40	脏腑经脉皆大盛平定，腠理始疏，荣华颓落，发鬓斑白	好坐
50	肝气衰，肝叶薄，胆汁始减	目不明
60	心气衰，苦忧悲，血气懈惰	好卧
70	脾气衰	皮肤枯
80	肺气虚，魄离	言善误
90	肾气焦	四脏经脉空虚
100	五脏皆虚，神气去	形骸独居而终矣

四、食疗要以偏纠偏

食疗的基本作用是扶正固本、祛除外邪，协调脏腑功能，纠正阴阳的偏盛偏衰，促使机体向阴平阳秘的正常状态转化。食疗之所以能够针对不同的病情而发挥上述的基本作用，是因为各种食物各自具有若干的特性和作用，古人称之为食物的偏性。所以说："人得阴阳之全，物得阴阳之偏，以物之偏，调人体阴阳偏盛或不及。"也就是说，人体只有在阴阳相对的动态平衡状态下才能健康无病。一旦这种阴阳的相对平衡被打乱，就会发生疾病，而食物因四气五味的不同，所禀受的阴阳之气有偏盛或不及，要用食物的阴阳偏性来纠正人体疾病所表现的阴阳偏盛或偏衰。例如，高血压病患者见有头痛、烦躁、目赤耳鸣、口苦咽干、眩晕不已、溲赤便干等一派肝火上炎、肝阳上亢的表现，此时若给患者服食羊肉、辣椒等温热辛辣、升阳动火的食物，显然非其所宜。如果给患者饮一些菊花茶，多吃一些玉米、燕麦、荞麦、大豆、小米等杂粮，选一些牛、鸡、兔、鱼等肉类食品，挑选一些芹菜、菠菜、西红柿、苦瓜、香菇、海带、茄子、大蓟、小蓟等蔬菜，再选一些山楂、苹果、猕猴桃、桑椹、核桃、葵花子、香蕉等干鲜果品经常食用，会收到事半功倍的效果。再如，梨能止咳，人所共知，但只适应于阴虚肺热、干咳无痰、声音嘶哑、口燥咽干的肺燥咳嗽。因为梨的味甘性寒、能滋阴清热、润肺止咳。如果将其用于痰湿壅盛的咳嗽，则会加重病情。清代著名医家徐大椿总结说："凡药之用，或取其气，或取其味……各以其所偏盛而即资之疗效，故能补偏救弊、调和脏腑，深求其理，可自得之。"中医学这种"以偏纠偏"的食疗理论，至今仍在有效地指导临床实践。

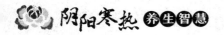

五、饮食要顺应阴阳寒热

1. 体质与饮食

《内经》十分重视饮食与体质的关系，把人分为阴脏体质与阳脏体质两大类，并认为人体的体质与年龄、工作性质、居住地以及后天调养有十分密切的关系。

中医学把人的体质分为两大类：一类偏热性的体质称之为阳脏体质，另一类偏寒性的体质称之为阴脏体质。

一般来讲，阳脏体质的人平素贪凉，如果吃了辛热食物后，就会出现面红耳赤、口渴喜冷饮、口苦咽干、口舌糜烂、便干溲赤等变化。所以，阳脏体质的人在日常生活中应避免食用辛热助阳的食物，多吃一些平性或凉性食品，如萝卜、白菜、秋梨、鸭肉、大米、绿豆等。

阴脏体质的人平素喜欢温热饮食，如果吃了寒凉饮食后，就会出现手足冰冷、面色苍白、尿频便溏、畏寒喜暖、脘腹隐痛等变化。所以，阴脏体质的人在日常生活中应避免食用寒凉伤阳的食物，多吃一些辛热温暖的食物，如柑橘、羊肉、鸡肉、面粉、葱、姜、蒜等。

由于人体的体质有阴阳的不同，所以患病后的症状表现也不一致，用药和食疗也有差别。例如：同样感受了外邪的侵袭，阳脏体质的患者发病后以热性症状为主，此时不可用温热药及温热食品，应重投寒凉之剂。而阴脏体质的患者发病后，以寒性症状为主，在治疗时不可用寒凉之品，应重投温热辛散之品。所以古人说："桂枝下咽，阳胜则毙，石膏下咽，阴盛则亡。"要求医生应充分认识体质偏热、偏寒的重要性，这对分析疾病性质、指导临床用药及食疗的宜与忌具有十分积极的意义。

2. 饮食要辨食物的寒热温凉

食物中的寒热温凉四气，实际上是指寒凉和温热两种不同性质的食物。寒凉属阴，温热属阳。

《内经》认为，人体之所以发病，是阴阳失调的结果。"阳盛则阴病，阴盛则阳病"，"阳盛则热，阴盛则寒"，"阴平阳秘，精神乃治，阴阳离绝，精气乃竭"讲的都是这个道理。治疗疾病的手段就是"寒者热之，热者寒之"，从而使阴阳之间达到新的动态平衡而疾病向愈。

饮食疗法也和药物疗法一样，不能"治寒以寒，治热以热"，以温热食物来治疗火热内盛的疾病，犹如负薪救火，愈演愈烈；以寒凉食物来治疗阴寒偏盛的疾病，犹如雪上加霜，火上浇油。《饮膳正要》说："饮食百味，要其精粹，牢其有补益助养之宜，新陈之宜，温凉寒热之性，五味偏走之病。若滋味偏嗜，新陈不择，制造失度，俱皆致病。"还说："可者行之，不可者忌之，如妊妇不慎行，乳母不忌口，则子受患。若贪爽口而忘避忌，则疾病潜生而中，不悟有年之身，而忘于一时之味，其可惜哉。"此乃至理名言。

> **问**：我平日怕冷，不吃冷饮，身体较弱。我先生身体强壮，怕热，爱上火，小便黄，大便干。像我们这样体质不同的夫妻，怎样安排饮食？
>
> **答**：你们夫妻体质不同，先生少吃热性食物，太太需要温补。家庭安排饮食要花费些心思，平性食物大家都可以吃，寒凉和温热性食物二人要分开。

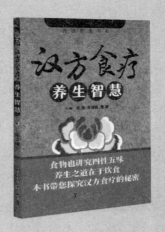

定价：29.50 元

内容提要

　　本书为"传统养生书系"的一个分册，由十余位养生专家共同精心编写。编者以中医"药膳同功""药食并用，食助药效"的理论为基础，讲解了中医传统食养、食补、食疗、食忌的知识和方法。在养生经铺天盖地的今天，本书将为您展示更加个性化的中医传统养生理念，教您汉方食疗的真正秘诀，帮您选择适合自己体质的养生食物。饮食中医博大精深，编者深入浅出地介绍了四季食养，不同体质的食养，不同年龄的食补，补益食物、补益药膳及常见病的饮食疗法等，可供广大读者及保健工作者阅读。

全国各大书店及网上书店均有销售
邮购热线：010-63583170，63581131

出版社官方微店

出版社天猫旗舰店